Dr Gabriel POUX

MÉDECIN AIDE-MAJOR DE 1re CLASSE
DE L'ARMÉE COLONIALE

DE LA

SUTURE IMMÉDIATE

DES VOIES AÉRIENNES

Après la Trachéotomie et la Trachéo-thyrotomie

BORDEAUX

IMPRIMERIE G. GOUNOUILHOU

11, RUE GUIRAUDE, 11

1902

DE LA

SUTURE IMMÉDIATE

DES VOIES AÉRIENNES

Après la Trachéotomie et la Trachéo-thyrotomie

PAR

Le Docteur Gabriel POUX

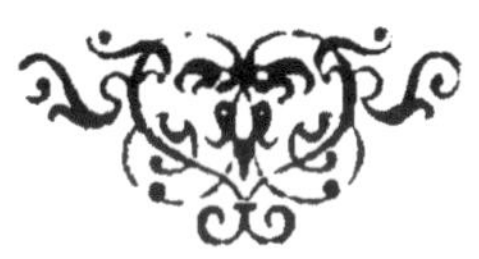

BORDEAUX

IMPRIMERIE G. GOUNOUILHOU

9-11, RUE GUIRAUDE, 9-11

1902

A MA MÈRE

En témoignage de ma profonde affection
et de mon éternelle reconnaissance.

A MON PÈRE

A MES PARENTS

A M. L'Abbé Louis ROLLAND

A MES CAMARADES
DU CORPS DE SANTÉ DE LA MARINE ET DES COLONIES

A M. LE Dʳ E. J. MOURE

CHARGÉ DU COURS DE LARYNGOLOGIE, D'OTOLOGIE ET DE RHINOLOGIE

A LA FACULTÉ DE MÉDECINE DE BORDEAUX

OFFICIER DE L'INSTRUCTION PUBLIQUE

Voici enfin exaucées nos plus chères espérances, réalisés nos désirs les plus ardents; quelques jours nous séparent à peine du moment où notre existence va entrer dans une phase nouvelle, personnelle celle-ci, militante et active. Mais que le but atteint ne nous absorbe pas tout entier, ne capte pas toute notre pensée; reportons-nous à ceux qui, trop peu nombreux à notre gré, nous ont rendu la tâche plus facile en nous encourageant, nous soutenant, nous prodiguant sans marchander leurs conseils et leurs peines. Une telle obligation morale sera plus impérieuse, un pareil devoir sera accompli avec d'autant plus de plaisir que nous voyons dans nos remerciements sincèrement émus le seul moyen d'acquitter, dans une mesure bien infime, la dette de reconnaissance envers eux contractée.

Nous adressons notre souvenir le plus reconnaissant à M. le Dr Cognes, médecin en chef de 2e classe de la marine; à M. le Dr Viguier, médecin de 2e classe, alors prosecteur à l'École annexe de Toulon, pour les exhortations et les précieux encouragements qu'ils nous ont prodigués aux débuts de nos études médicales.

M. le Dr Boussac, ancien médecin de la marine, a toujours eu envers nous une amabilité et une cordialité touchantes : qu'il soit assuré de notre plaisir d'être compté parmi ses amis.

M. le professeur Lanelongue, professeur de clinique chirurgicale, nous fait le grand honneur d'accepter la présidence de notre thèse : nous en sommes heureux et l'en remercions bien vivement.

M. le Dr Moure nous a fourni le sujet de notre travail; la bienveillance de son enseignement et ses conseils éclairés lui donnent tous droits à notre profonde gratitude. Nos remerciements à M. le Dr Brindel, aide de clinique de laryngologie; à M. le Dr Krasnobaeff (de Moscou), pour les observations qu'il nous a procurées.

Enfin, qu'il nous soit permis d'adresser nos souhaits empreints d'une émotion profonde à ceux de nos camarades — ils se reconnaitront dans ces lignes — dont la gaieté, le charmant caractère et la cordialité ne se sont pas démentis un seul instant à notre égard, et à qui nous devons un adoucissement précieux des moments d'âpre mélancolie et de douloureuse incertitude que nous vécûmes côte à côte. Sur le point de nous séparer, pour longtemps sans doute, qu'ils reçoivent notre plus cordial souvenir et qu'ils soient persuadés trouver plus tard en leur ancien camarade un ami sincère et dont le dévouement leur sera tout acquis.

G. P.

Bordeaux, le 25 novembre 1902.

DIVISION DU SUJET

Nous avons divisé notre travail en deux parties; deux des principales indications à la trachéotomie nous ont fourni cette division.

Nous étudierons dans la première partie la suture immédiate après la trachéotomie pour corps étrangers des voies respiratoires.

La seconde partie sera consacrée à démontrer l'opportunité de la suture immédiate après les opérations (trachéotomie, trachéo-thyrotomie) ayant pour but l'ablation de tumeurs inopérables par les voies naturelles, par suite de leur situation, de leur volume ou de leur point d'implantation, siégeant dans le conduit laryngo-trachéal.

Viendront ensuite les conclusions.

DE LA
SUTURE IMMÉDIATE
DES VOIES AÉRIENNES
Après la Trachéotomie et la Trachéo-thyrotomie

PREMIÈRE PARTIE

CHAPITRE PREMIER

HISTORIQUE
Recherches physiologiques sur la suture des voies aériennes

La trachéotomie pour corps étrangers est, à l'époque actuelle, d'un usage courant en chirurgie. Sa première application remonte à la première moitié du XVIIe siècle, et l'honneur en revient à un chirurgien français, Habicot, de Paris. Nous n'avons pas l'intention d'en retracer ici l'historique; nous allons tout simplement passer en revue la conduite opératoire tenue par les chirurgiens depuis cette époque, une fois que, l'ablation du corps étranger effectuée, la trachée-artère se trouvait béante sous leurs yeux.

L'idée de la refermer immédiatement vint la première à l'esprit des opérateurs; c'est ainsi que nous voyons la suture pure et simple proposée, dès l'époque qui suivit la publication du mémoire d'Habicot, par des auteurs qui n'eurent pas, du reste, à faire une pareille intervention. Cette idée resta tout simplement dans le domaine des théories.

Laurent Heister, qui, dans son livre *Institutiones chirur-gicae*, posa en 1750 les règles de la trachéotomie pour corps étrangers, indiqua un manuel opératoire différant bien peu de celui que l'on suit à l'époque actuelle. S'il rejette l'emploi de la canule, il se déclare également ennemi de toute suture. Voici, du reste, comment il s'exprime :

« Quelques-uns, pour accélérer la réunion et rendre la cica-trice plus belle, proposent de faire la suture entortillée à la suite de la bronchotomie. Mais je ne saurais approuver qu'on fasse souffrir au malade la douleur de cette suture, tandis qu'on peut le guérir aussi sûrement et d'une manière beau-coup plus douce sans employer un pareil moyen. »

Le manque d'anesthésiques et le peu de sécurité en matière d'asepsie tout au moins, qu'offraient les sutures à cette époque, rendent très naturel l'ostracisme dont il frappe la suture immédiate; il préfère, après avoir nettoyé la plaie avec une éponge, appliquer sur ses bords des bandes d'emplâtre agglu-tinatif et une compresse maintenue en place par des circu-laires. Il eut une intervention très heureuse; Raw également à peu près à la même époque.

Vers 1780, Desault créa la laryngotomie thyroïdienne, mise en pratique huit ans plus tard par Pelletan pour corps étran-gers; on la trouve aussi favorable que la trachéotomie et beaucoup plus avantageuse sous le rapport des parties à inciser qui ne présentaient pas une mobilité comparable à celle des anneaux trachéaux. La thyrotomie eut une grande vogue et fut très fréquemment employée.

La thyrotomie pure et simple ne nous occupera pas, quel que soit le but dans lequel elle ait été faite; mais elle rentrera indirectement dans notre sujet lorsque le chirurgien aura eu, suivant les conseils de Chassaignac dans son *Traité des opé-rations chirurgicales* (1862), par un excès de prudence que l'on ne saurait blâmer, la précaution de faire précéder la thyrotomie de la trachéotomie; c'est dans les cas où il pourra prévoir une opération longue et laborieuse, où il craindra que le malade ne soit pris d'une suffocation d'origine réflexe ou mécanique, due à la pénétration du sang dans la trachée.

M. Labbé (communication au Congrès français de chirurgie, 1888) recommande la trachéotomie préalable, d'après les indications de Morell Mackenzie, pour que l'extraction de corps étrangers par la thyrotomie puisse être faite avec sécurité : opinion combattue, du reste, par certains opérateurs qui déclarent la canule inutile et trouvent qu'il suffit de mettre la tête du patient dans la position de Rose (de Zurich) pour ne pas avoir d'asphyxie par pénétration du sang dans la trachée.

Ces cas nous intéresseront par la conduite tenue vis-à-vis de la plaie trachéale; la suture immédiate du cartilage thyroïde n'est plus une nouveauté chirurgicale, la première observation remontant à Vidal de Cassis, en 1838. Nous ne nous y arrêterons pas; elle est devenue assez commune.

Les idées qui eurent cours jusqu'en 1875 environ sur le traitement de la plaie opératoire trachéale sont résumées par le professeur Guyon dans son article du *Dictionnaire encyclopédique des sciences médicales.* La majeure partie des chirurgiens cherchent seulement la réunion secondaire, ils se contentent d'établir un pansement simple, légèrement compressif; c'est, de l'avis du plus grand nombre, la méthode qui doit être conseillée.

Dupuytren, dans ses *Leçons cliniques,* pose le précepte suivant, à savoir : que les corps légers, comme la charpie, ne doivent pas entrer dans la composition du pansement, parce qu'ils pourraient être aspirés par la trachée.

Les opérateurs contemporains changèrent une pareille manière de faire; envisageant la suture de la trachée comme trop laborieuse et même dangereuse par l'emphysème sous-cutané et la suppuration qu'elle pouvait provoquer, ils résolurent de laisser pendant quelques jours dans la plaie trachéale une canule ayant pour but d'éviter l'hémorragie.

Saint-Germain, dans son *Traité de chirurgie des enfants.*

et Jules Simon, dans une leçon clinique de 1891, préconisent le maintien de la canule.

Lejars, dans son *Traité de chirurgie d'urgence*, se montre partisan résolu d'une pareille méthode; il s'exprime en ces termes : « Ces trachéotomies pour corps étrangers exigent d'autant plus de soins que les voies aériennes ont été d'ordinaire irritées, éraillées, et que l'infection y trouve un excellent terrain. Aussi, même si l'expulsion a été immédiate, agira-t-on sagement en ne cédant pas à la tentation de refermer de suite la trachée. Cette occlusion immédiate a presque toujours abouti à la nécessité de rouvrir la plaie devant des accidents asphyxiques menaçants. *On laissera pendant quelques jours la canule à demeure.* Le cou étant bien protégé par une gaze et la plaie bien recouverte, le malade restera dans le repos complet, au lit, dans une pièce régulièrement chauffée. Avant le décanulement, on s'assurera que la respiration laryngée s'effectue normalement. Ces précautions seront de nature à restreindre beaucoup la fréquence des accidents broncho-pneumoniques consécutifs. »

Pendant une aussi longue période, la suture immédiate des voies aériennes avait eu de chauds défenseurs. Le premier qui la proposa et la conseilla d'une façon systématique fut Jobert de Lamballe dans son mémoire intitulé : *Recherches sur les corps étrangers des voies aériennes* paru dans l'*Union médicale* de 1851. Ses expériences sur les animaux sont très détaillées et très complètes; il en arrive à conclure que la suture immédiate doit être pratiquée et que la guérison a lieu sans la moindre complication. Il n'eut pas l'occasion, que nous sachions du moins, de mettre en pratique sur le vivant une pareille méthode; c'est ce qui fit sans doute le peu de succès de sa communication : n'ayant pas d'observations à citer, il ne convainquit personne.

Marcacci, en 1876, referme la plaie après une trachéotomie *sans mettre de canule.* Il fit très probablement une suture, mais sur ce point nous ne pouvons nous montrer très affirmatif.

En 1883, M. Aschapringer, par une audace opératoire dont il parait lui-même tout étonné, suture la trachée et obtient un excellent résultat.

Dès 1889, les Anglais Mac Cormak et Moris *(Cyclopœdia of the diseases of children)* et, en 1891, Owen *(Traité pratique de chirurgie infantile)* recommandent la suture de la plaie trachéale et de la plaie cutanée.

En 1894, M. le Dr Krasnobaeff, dans une communication à la Société de chirurgie de Moscou (mois de mars), publie sept observations de trachéotomie avec suture trachéale consécutive, dont quatre du Dr Alexandroff et trois personnelles, ayant toutes pleinement réussi, et suivies de cicatrisation par première intention.

Deux ans après, MM. Pasteau et Vanvaerts, internes des hôpitaux, font une tentative malheureuse de suture immédiate; obligés de remettre la canule à cause de phénomènes asphyxiques alarmants, ils constatent, néanmoins, une réunion parfaite des lèvres de la plaie trachéale.

Dans le courant de l'année 1900, nous avons à relater une observation de suture immédiate avec réussite pleine et entière; elle est due à M. Vignard et parut dans la *Gazette médicale de Nantes.*

En somme, une pareille pratique n'était guère usitée qu'à de rares intervalles, malgré tous les avantages qu'elle possède, et les exemples en étaient fort rares, lorsque M. le Dr Moure, chargé du cours de laryngologie à la Faculté de médecine de Bordeaux, dans une communication qu'il fit à la Société de chirurgie de Paris, en 1901, la remit à l'ordre du jour et en démontra l'utilité et les heureux résultats. Quelque juste et quelque naturelle que puisse paraitre la recherche d'une cicatrisation par première intention de la plaie trachéale, nous n'en avons trouvé dans la science qu'un nombre d'observations fort limité; elles sont citées à la fin de la première partie de notre travail.

D'une manière générale, il n'y a pas lieu de traiter la trachée-artère autrement que tout autre organe; pour n'importe quelle partie du corps, le traitement d'une solution de continuité, divisant des tissus sains et déterminée par une intervention opératoire, doit consister dans le rapprochement des surfaces sectionnées de manière à en rétablir la continuité.

La restauration du larynx ou de la trachée sectionnés est loin d'être une prétention chimérique.

Les anciens auteurs se seraient bien gardés de toucher au tissu cartilagineux dans la crainte, tout à fait inexplicable à l'époque actuelle, que sa régénération était impossible et toute suture inutile à tenter.

Les expériences faites sur des animaux, des chiens en l'occurrence par Jobert de Lamballe, en 1830, 1850 et 1851, démontrent que la suture portant sur les lèvres mêmes de la trachée donne de brillants résultats et que la réunion immédiate doit être systématiquement tentée. La suture doit être complète, c'est-à-dire porter sur tous les plans musculaires et aponévrotiques sus-jacents, et constituer une série d'étages superposés. Il ne faut pas pratiquer la suture des parties molles à l'exclusion des lèvres de la plaie trachéale, car, en agissant ainsi, on favorise dans le tissu cellulaire du cou les infiltrations de pus, de sang et d'air, et, du reste, ne crée-t-on pas par ce moyen une trachéocèle?

Woronzoff fait, en 1874, des expériences dans le même sens; Mesnard, en 1900, arrive aux mêmes résultats, nettement concluants.

Le premier étudie microscopiquement (*Centralblatt für Chirurgie*, 1874) le processus de réparation des solutions de continuité pratiquées sur la trachée de chiens et de chevaux.

La structure de la portion sur laquelle a porté la section diffère dans des proportions notables de celle du cartilage voisin; au lieu d'être constituée par une substance amorphe creusée de petites logettes de forme ronde ou ovalaire contenant des cellules encapsulées, cette partie comprend des éléments cellulaires arrondis ou fusiformes, parallèles les uns aux autres et plongés dans une substance fondamentale, de couleur rosée, de constitution fibrillaire, en tous points analogue au tissu fibreux.

L'examen, pratiqué à une époque plus avancée, démontre que dans ce tissu connectif apparaissent des îlots cartilagineux par transformation des éléments cellulaires cités plus haut en corpuscules cartilagineux ; dès ce moment, la substance fondamentale ne tarde pas à devenir hyaline. Les îlots cartilagineux s'accroissent sans cesse, deviennent bientôt confluents et finissent par combler d'une façon complète la perte de substance.

Ce résultat est obtenu au bout de deux mois environ. *lorsque la plaie a été immédiatement suturée ; il demande un temps beaucoup plus long si la canule a séjourné à demeure pendant quelques jours.*

Dans ce dernier cas, le retard de la cicatrisation peut être considérable ; il se passe, en effet, un curieux phénomène au niveau des bords de la plaie : c'est un développement considérable du tissu de granulation *et une métamorphose régressive des cellules cartilagineuses*, s'étendant à une distance plus ou moins considérable de la surface de section.

Le tissu fibreux développé au point de section a une largeur minime, si la suture a été faite, il peut subir entièrement la transformation en tissu cartilagineux ; au contraire, si la réunion a eu lieu par simple coaptation, le tissu connectif prend un tel développement que sa partie centrale ne possède pas le moindre élément cartilagineux.

La muqueuse trachéale se régénère également par du tissu de granulation. L'épithélium se forme par prolifération de cellules préexistantes des bords de la plaie. Les glandes muqueuses contenues dans la partie de néo-formation se produisent aux dépens de l'épithélium, qui envoie des prolongements tubulés dans le tissu conjonctif sous-muqueux.

Le périchondre qui passe au-devant de la cicatrice est en tous points semblable, comme éléments constitutifs, à celui qui recouvre le reste du cartilage.

Les conclusions doivent être les suivantes : chez les animaux, on obtient très aisément la réunion des plaies expérimentales du larynx et de la trachée; on trouve dans toutes ces expériences un encouragement à tenter la suture immédiate et complète des voies aériennes, accompagnée de la réunion des plans superficiels. Si cette pratique peut trouver quelques difficultés, sur lesquelles nous reviendrons en temps opportun, étant données la structure de l'organe et sa fonction toute spéciale, elle offre deux avantages nettement appréciables :

1° Plus grande rapidité de la cicatrisation ;

2° Transformation rapide et totale du tissu de néo-formation en tissu cartilagineux.

Inconvénients du port de la canule.
Avantages de la suture immédiate.
Indications. Contre-indications.

Nous ne voyons pas nettement quels peuvent être les avantages résultant du maintien plus ou moins prolongé de la
canule dans la plaie trachéale une fois l'extraction du corps
étranger opérée. Si l'expulsion a été immédiate ou a suivi de
près l'ouverture de la trachée, si la respiration est rétablie
normalement et si, comme c'est le cas le plus fréquent, le
corps du délit est un corps lisse (noyau de prune ou de cerise,
grain de café, haricot, graine de tournesol ou de melon), les
muqueuses laryngée et trachéale, ne présentant ni gonflement
ni éraillures, deviennent rarement le point de départ d'infection, seul argument que l'on puisse invoquer en faveur du
maintien de la canule. (Texier.)

Réels, au contraire, et fréquemment redoutables sont les
accidents qui résultent du port de la canule; nous allons les
passer en revue, et de leur examen ressortiront, indéniables,
tous les avantages que présente la suture immédiate.

La canule, par sa présence, place la plaie trachéale dans de
bien mauvaises conditions : toute asepsie est impossible, et,
l'irritation mécanique aidant, il est fréquent de voir se produire soit des abcès péri-trachéaux, soit une périchondrite
aiguë simple ou suppurée, cette dernière aboutissant à la formation d'abcès chondropathiques et à l'élimination d'un petit

séquestre cartilagineux ; elle provoque, en outre, dans beaucoup de cas, une bronchite catarrhale grave, accompagnée de crachats qui, obstruant le tube interne, s'accumulent dans les rameaux bronchiques, provoquant ainsi un engorgement considérable et une asphyxie graduelle. (Boeckel, thèse de Strasbourg, 1867.)

Ulcérations de la trachée. — Caractérisées par la coloration noire du bas de la canule, l'expectoration de crachats sanguinolents, l'odeur fétide de la plaie, elles reconnaissent pour cause locale la pression exercée sur la paroi antérieure de la trachée par le bec de la canule. Lorsque le conduit aérien se trouve dans de mauvaises conditions de résistance, le pronostic est très grave, la mort pouvant survenir par ulcération des gros vaisseaux (cas de West ; de Hecker, *Münch. und Woch.*, mai 1897), quelquefois même très rapidement, le cinquième jour dans un cas de Bricheteau (*Bulletin de la Société anatomique de Paris*, 1859). Ces ulcérations ne sont pas toujours d'une gravité imminente, elle peuvent être superficielles et, dans ce cas, donnent naissance à des rétrécissements cicatriciels qui ne sont pas sans danger.

Quelle que soit la forme de l'ulcération, le tissu inodulaire est toujours dans un rapport exact avec l'étendue qu'elle présente, et la rétraction de ce tissu amène toujours une diminution proportionnelle du calibre de la trachée ; pour si léger que soit le rétrécissement ainsi provoqué, il peut déterminer quelquefois des accidents graves de suffocation. Ces ulcérations se produisent avec d'autant plus de facilité que le diamètre du conduit aérien est plus étroit ; elles résultent surtout (Verneuil) de la courbure vicieuse des canules, trop forte dans la grande majorité des cas.

Rétrécissement de la trachée. — Si peu serrés qu'ils soient, les rétrécissements ont toujours une certaine gravité ; un simple rhume et quelquefois même une vive émotion suffisent pour déterminer un accès de suffocation qui, dans nombre de cas, peut être suivi de mort. Nous avons vu plus haut leur pathogénie. Il existe, en outre, une autre variété de rétrécissement observée par le professeur Guyon et décrite par Carrié (thèse de Paris, 1870) : c'est la hernie dans le conduit aérien de la paroi postérieure de la trachée, déterminée par le rapprochement de l'extrémité postérieure des anneaux cartilagineux, causé par l'introduction d'une canule de dimensions trop fortes.

Bourgeons charnus, végétations. — Toutes les fois que la canule est laissée pendant quelques jours, la plaie se referme par seconde intention, c'est-à-dire par bourgeonnement de ses lèvres; si une pareille prolifération est par trop exubérante, elle produit, à l'extérieur, des bourgeons charnus qui retardent la cicatrisation de la plaie cutanée nécessitant des cautérisations répétées au nitrate d'argent, et, à l'intérieur du conduit, des formations simulant un polype ayant pour point d'implantation la cicatrice trachéale, le plus souvent l'angle supérieur de cette cicatrice, et possédant, au point de vue histologique, la même structure que les bourgeons charnus qui se développent autour des setons, des drains, à savoir: une trame de tissu conjonctif délicat et très vasculaire parsemé de nombreuses cellules rondes.

A part les prédispositions spéciales de l'individu, la présence de la canule est regardée à juste titre comme une cause d'irritation et parait jouer un certain rôle dans la production de ces bourgeons charnus. (Petel, thèse de Paris, 1879.)

Stoerk !(*Wiener med. Wochenschrift*, 1887) attribue leur production au séjour prolongé de la canule et à l'inflammation de la muqueuse, qui, privée d'air, subit des altérations, devient œdémateuse et peut déterminer par la suite des rétractions cicatricielles. Il veut qu'après la trachéotomie on mette la muqueuse des voies aériennes dans des conditions normales, c'est-à-dire au contact de l'air; à cet effet, il a expérimenté pendant plusieurs années des canules spéciales dont le tube externe était percé d'une foule de trous. Grâce à ce dispositif, Stoerk assure ne plus avoir eu de difficultés dues à la production de bourgeons charnus.

Fistules trachéales. — Une fois la canule enlevée, si les bords de l'ouverture granulent peu ou incomplétement, la solution de continuité n'arrive pas à se combler et il subsiste une perforation de la paroi trachéale qui permet le libre accès de l'air. Un pareil accident est rare. Les moyens autoplastiques employés pour y remédier sont nombreux; on peut, à l'imitation de Berger, circonscrire la fistule d'une incision elliptique permettant la dissection d'une collerette cutanée que l'on renverse sur l'orifice, la face cruentée en l'air, et que l'on suture. On a tenté avec succès la restauration de la paroi trachéale en greffant un lambeau de périoste recouvert de sa peau (Schimmelbusch, Lardy), un fragment cartilagineux emprunté au larynx lui-même (Kœnig, Société de médecine berlinoise, 1896), aux cartilages costaux (Mangold, de Dresde, *Revue de chirurgie*, 1899), au sternum (Schimmelbusch, *Archiv für klinische Chirurgie*, 1901), à la clavicule (Photiadés et Lardy), ou bien un corps étranger résistant, morceau d'ivoire, par exemple, inséré entre deux lambeaux cutanés (Glück). Beaucoup de ces greffes sont résorbées en grande partie, d'autres entraînent une suppuration qui ne tarit que lorsqu'elles sont éliminées; d'autres enfin, mais bien peu nombreuses, persistent.

Avec la suture immédiate, toute crainte de fistule est écartée; la formation du tissu de cicatrisation est toujours suffisante pour permettre aux lèvres de la plaie une soudure complète.

Renversement des bords de la plaie. — Après le séjour de la canule, la cicatrisation ayant lieu par la seconde intention, il est exceptionnel que la réunion se fasse par adaptation exacte des lèvres de la plaie trachéale; elles chevauchent toujours l'une sur l'autre, et une coupe passant à ce niveau montrerait une superposition plutôt qu'un accolement. Il résulte de ce fait qu'une portion cartilagineuse proéminant à l'intérieur de la trachée peut produire une diminution de son calibre souvent préjudiciable.

Généralement, on a la précaution de faire l'incision trachéale aussi petite que possible, de façon que la canule entre à frottements durs; si les anneaux cartilagineux sont mous et mal-

léables, ils subissent une coudure qui provoque le renversement
de leur surface de section dans la trachée, et qui, persistant
après l'ablation de la canule, forme une sorte d'éperon cartilagineux interne ; si, au contraire, ils sont durs ou ossifiés, ils
opèrent un mouvement de bascule qui rapproche leurs extrémités postérieures et détermine la projection dans le conduit
de la paroi postérieure de la trachée. Toutes choses que la suture
immédiate évite en assurant une réunion aussi symétrique et
aussi parfaite que possible.

Troubles de la déglutition. — La présence de la canule
détermine, en outre, des troubles sérieux de la déglutition ; se
butant à la partie supérieure de l'incision cutanée, elle limite et
gêne dans des proportions notables le mouvement physiologi-
que d'ascension du larynx pendant la déglutition ; il s'ensuit que,
l'épiglotte ne pouvant se rabattre de façon à fermer complètement et hermétiquement l'orifice supérieur des voies aériennes,
des particules alimentaires peuvent pénétrer dans le larynx,
provoquer des phénomènes de suffocation dangereux, puisque
la sensibilité de la muqueuse laryngée est conservée, ou bien
des accidents pneumoniques graves si le larynx est franchi.

Troubles spasmodiques. — Une complication assez extraor-
dinaire de la trachéotomie chez les vieillards et due à la
présence de la canule a été signalée par le Dr Michael, de
Hambourg (*Annales des maladies de l'oreille*, 1890). Cet
auteur, appelé à pratiquer la trachéotomie prophylactique dans
un cas de carcinome de l'épiglotte, vit se produire, une fois la
canule mise en place, des phénomènes effrayants de suffocation
qu'il expliqua de la façon suivante. Par l'écartement forcé des
bords de la plaie trachéale, les cartilages très ossifiés furent
très irrités. La muqueuse trachéale avec ses ramifications
nerveuses subit la même irritation pour produire par voie
réflexe la crampe du diaphragme. La preuve de cette explica-
tion se fit plus tard, quand la canule put être introduite sans
irritation des lèvres de la plaie. En faisant une résection des
cartilages trachéaux, la plaie devenant plus large, la canule entra
sans frottements et les phénomènes asphyxiques disparurent.

On peut rapprocher de pareilles manifestations des phénomènes de sidération nerveuse et de vaso-dilatation paralytique des vaisseaux du poumon, dus à l'irritation de la muqueuse trachéale ou laryngée, étudiés par MM. Jacques et Grosjean, dont nous nous occuperons dans la deuxième partie de notre sujet.

Pénétration des corps étrangers et de l'air froid. — Enfin, il est une nouvelle série d'inconvénients sur lesquels nous devons appeler l'attention. De nombreuses observations ont démontré que l'air froid directement introduit dans l'arbre respiratoire par l'orifice canulaire, sans avoir été préalablement réchauffé au contact des fosses nasales ou de la muqueuse laryngée, peut être l'origine d'affections pulmonaires sérieuses. En outre, Terrier (Société de chirurgie de Paris, 1880) fait remarquer « que la trachéotomie, chez l'adulte, prédispose à la production de pneumonies, parce que la colonne d'air qui arrive aux poumons ne peut se débarrasser complètement de tous les microbes qu'elle tient en suspension ». Des expériences de Tyndall démontrent qu'à l'état normal l'air expiré ne renferme aucune particule flottante, il s'est complètement purifié au contact de la muqueuse des voies aériennes.

Balzer (*Bulletin de la Société anatomique de Paris*, 1878) a spécialement étudié la pénétration des poussières dans le poumon après la trachéotomie. Malgré les précautions prises (cravates de gaze au-devant de la canule), il a remarqué que de minuscules corps étrangers pénétraient dans les différentes parties du lobule et formaient même en certains points de véritables blocs qui remplissent la cavité alvéolaire tout entière. Dans certains poumons, on en voit un si grand nombre que les coupes paraissent noires comme celles d'un poumon rempli d'anthracose. Traversant les parois des bronchioles, ils se sont répandus dans les alvéoles voisins et jusque dans la paroi des vaisseaux; les plus volumineux sont libres et isolés, les plus petits pénètrent dans le protoplasma des cellules.

Malgré les divers procédés employés (mince couche d'éponge humide, serviettes mouillées et chaudes autour du cou, vaporisation d'eau dans la chambre du malade, introduction de quelques gouttes d'une solution d'eau salée à intervalles fixes (Lichty) dans la canule, il est rare que l'air possède un degré d'humidification suffisant; il en résulte, étant donné l'état de moindre résistance du poumon (vaso-dilatation paralytique), des complications graves.

Les muscles du larynx laissés dans un repos plus ou moins prolongé peuvent déterminer un rétrécissement de la glotte et une dyspnée considérable. Cette particularité a été observée par M. Golding Bird et signalée par lui dans la *Semaine médicale*, en 1887. Si l'organe a été fortement éraillé par un corps étranger tranchant, présentant des aspérités ou des rugosités, la muqueuse est entamée et la formation de brides cicatricielles extrêmement facile.

Enfin, l'ablation de la canule est parfois très difficile, les lèvres de la plaie enserrant fortement le tube.

Le corps étranger une fois sorti, on devrait, tout étant fini, restaurer les parties que l'intervention a forcé de sectionner; à ce moment, l'introduction d'une canule nous paraît complètement inutile. Nous venons de voir les dangers, les complications fréquentes et graves que sa présence peut entraîner. Avec la suture immédiate, la cicatrice obtenue offre une belle régularité, elle ne présente que peu ou pas de tendances au bourgeonnement; les craintes d'ulcérations, de végétations, de rétrécissements cicatriciels, de fistules, de phénomènes réflexes, se trouvent écartées; l'air pénétrant dans les poumons suit son trajet normal et, par suite, possède sa chaleur, son humidité et sa pureté habituelles. Ce sont, nous semble-t-il, des avantages considérables, et la suture immédiate constitue un sérieux progrès dans le traitement des corps étrangers des voies respiratoires. La technique, que nous verrons dans un des chapitres suivants, est des plus simples, et les résultats, ainsi que le montrent nos observations, nettement concluants.

Les deux griefs qui l'ont fait rejeter par l'immense majorité des opérateurs sont les suivants :

I. Développement d'emphysème sous-cutané ;
II. Infection de la plaie.

I. *Développement d'emphysème sous-cutané.* — Le premier motif contient une part de vérité : l'emphysème peut, en effet, se produire, mais il ne s'ensuit pas qu'il soit fatal et, partant, inévitable. Loin de là : les cas sont nombreux où il n'y a pas eu la moindre infiltration d'air dans le tissu cellulaire.

Les adversaires de cette méthode étaient persuadés que, pour que l'emphysème ne se produisît pas, une suture parfaitement hermétique était indispensable. Or, comme il est très difficile, sinon impossible, de l'obtenir, ils conseillaient la mise en place de la canule. Une pareille opinion nous semble erronée : lorsqu'après l'extraction du corps étranger, la glotte est parfaitement perméable, l'air passe avec la plus grande facilité à travers cet orifice, il n'y a pas la moindre nécessité d'une suture hermétique ; l'emphysème sous-cutané ne provient pas *du fait seul de la respiration.*

L'inspiration n'influe en aucune sorte sur la plaie trachéale. Deux issues se présentent à la colonne d'air *expiré :* la plaie trachéale et la glotte ; l'une, étant suturée, n'existe pour ainsi dire plus ; l'autre, largement béante, possède toute sa perméabilité. Dans de pareilles conditions, l'air passera toujours par l'endroit où il trouvera le moins de résistance, c'est-à-dire par la glotte. L'emphysème ne sera donc possible que lorsque, la fente glottique fermée, l'air sera soumis, dans le conduit laryngo-trachéal, à une pression élevée ; nous voulons parler des efforts de toux et de vomissements ; en admettant qu'il existe, il n'est pas bien grave, tout air expiré étant aseptique (Tyndall), et il n'atteindra jamais un développement tel qu'il puisse offrir un danger immédiat. Le pneumo-thorax n'est pas à redouter. Nous nous occuperons, du reste, plus loin d'un dispositif permettant de faire disparaître l'emphysème ou l'atténuant dans de notables proportions.

Il ne faut pas croire que l'emphysème sous-cutané soit le privilège exclusif de la suture immédiate; il n'est pas exceptionnel d'en constater un degré plus ou moins accentué dans une simple trachéotomie où la canule aura été laissée en place. Sanné, dans une statistique, en relève sur 700 opérations 22 cas, soit une moyenne d'environ 3 0/0.

Deux causes sont à invoquer :

1° Défaut de parallélisme des lèvres viscérales et cutanées, lorsque la plaie trachéale ne concorde pas exactement avec la plaie des téguments ;

2° Lorsque la plaie trachéale est trop grande, l'air, passant avec la plus grande facilité à la partie supérieure et à la partie inférieure de l'incision, au-dessus et au-dessous de la canule, s'infiltre dans l'atmosphère celluleuse qui entoure le conduit aérien.

II. *Infection de la plaie.* — Ce deuxième grief ne mérite pas, nous semble-t-il, d'être pris en considération bien sérieuse. En principe, toute solution de continuité suturée dans de bonnes conditions d'asepsie nous paraît présenter infiniment moins de chances d'infection qu'une plaie laissée béante à l'air libre avec à peine une légère couche de gaze pour la protéger, et sur laquelle le milieu extérieur et le malade lui-même peuvent déposer des germes infectieux.

Un dernier avantage est de débarrasser du port de la canule, si désagréable et parfois douloureux, le malade que cette nouvelle façon de respirer gêne fréquemment au plus haut point.

Les indications à la suture immédiate nous paraissent formelles *toutes les fois que, le corps étranger retiré, la perméabilité du larynx est parfaite.*

Nous ne voyons pas, chez l'adulte tout au moins, la plus légère contre-indication à une pareille méthode.

Chez l'enfant, dont le calibre de la trachée est beaucoup moindre, sera-t-il *peut-être* prudent de laisser une canule, dans le cas seulement où il existera un gonflement considérable de la muqueuse laryngée ou trachéale, ou bien de profondes éraillures produites par les aspérités du corps étranger, pouvant devenir le point de départ d'infection. Et encore, si la respiration s'effectue bien, n'est-ce pas là une contre-indication formelle.

Comme argument en faveur de la suture immédiate, on peut invoquer les brillants résultats qu'elle a fournis dans les cas de traumatisme par instrument tranchant siégeant sur une portion quelconque du conduit laryngo-trachéal. On a obtenu par ce moyen nombre de réunions par première intention et une restitution rapide de la partie lésée à sa forme primitive. Se reporter pour cette question aux travaux de Morestin, *in Gazette des hôpitaux*, 1900, et à la thèse de Mesnard, Paris, 1900-1901.)

En outre, M. Von Zûr Mühlen (Collinet, *Revue hebdomadaire de laryngologie*, mai 1902) conseille, après les laryngo-fissures pour sténoses fibreuses des voies aériennes, la suppression immédiate de la canule et la suture des plaies trachéale et laryngienne.

CHAPITRE III

Technique. — A quelle variété de suture doit-on donner la préférence ?

Nous n'insisterons pas sur le manuel opératoire. Faite dans le but d'enlever un corps étranger, la trachéotomie n'offre rien de particulier. Nous dirons seulement qu'il faut l'effectuer avec une extrême lenteur, inciser les tissus couche par couche, écarter les vaisseaux et les muscles avec des érignes mousses, mettre bien à nu la trachée, et *assurer une hémostase complète et absolue.* Ce dernier point est d'une extrême importance.

La trachée apparaît enveloppée de sa membrane fibreuse, que nous allons décrire sommairement, étant donné le rôle qu'elle va jouer dans la suture immédiate. Elle relie les anneaux cartilagineux les uns aux autres, et, de plus, les entoure complètement en formant leur périchondre. Composés de faisceaux conjonctifs entre-croisés et mélangés à des fibres élastiques abondantes, surtout dans sa couche superficielle, elle renferme de nombreuses cellules adipeuses.

L'incision trachéale est faite, on a bien soin de la faire porter exactement sur la ligne médiane, sans quoi les bords peuvent chevaucher et déterminer un rétrécissement considérable du calibre de la trachée.

Le corps étranger est expulsé soit spontanément, soit à l'aide de pinces: à ce moment, se pose une question qui ne laisse pas que d'avoir une réelle importance.

Doit-on comprendre la muqueuse dans la suture? Peut-on faire des points perforants? ou bien faut-il se contenter de ne faire porter l'action du fil que sur la membrane cellulo-vasculaire qui entoure le conduit aérien?

Il est de toute évidence que l'on doit se garder de faire une suture perforante si l'on emploie des fils non résorbables, comme la soie et le crin, qui, dans un pareil cas, s'élimineraient très certainement vers le conduit trachéal et deviendraient ainsi des corps étrangers des voies respiratoires; nous envisagerons simplement le cas où le catgut, substance éminemment résorbable, sera employé.

Chaque suture offre ses avantages, comme elle présente aussi ses inconvénients.

Le fait de prendre la muqueuse dans la suture lui donne une plus grande solidité, on tient plus de tissus; elle est plus hermétique, elle opposera une résistance plus considérable aux efforts de toux ou aux vomissements qui tenteront de la distendre; mais, par contre, elle traumatise beaucoup plus la muqueuse, que l'on a intérêt à malmener le moins possible. Au moment où l'on pratique la suture, il arrive parfois qu'il se produit un état asphyxique extrêmement accusé; dans la plupart des cas, cet accident n'a pas d'issue funeste, ce n'est qu'une alerte. Il s'agit là (Mesnard) non d'un gonflement inflammatoire de la muqueuse laryngo-trachéale, mais d'une contracture réflexe de la glotte, d'un spasme causé par les attouchements pratiqués sur la muqueuse du conduit. Toute piqûre de l'aiguille peut devenir le point de départ d'une infection procédant de l'intérieur à l'extérieur et aboutissant à la formation, au-devant du tube aérien, de véritables abcès dans lesquels se ramasse une certaine quantité de pus. En outre, dans une pareille suture, il faut serrer les fils avec une extrême précaution de peur de renverser, soit en dedans, soit en dehors, les lèvres de la plaie, et de produire par ce mécanisme un rétrécissement préjudiciable de la trachée; les bords de la plaie recroquevillés en dedans peuvent donner naissance à des cicatrices vicieuses et devenir le point d'implantation de bourgeons charnus oblitérant peu à peu le conduit. Chez l'adulte, elle est plus laborieuse à cause de la résistance plus grande des plans que l'aiguille doit perforer.

La suture qui respecte la muqueuse pour ne porter que sur la membrane fibro-cellulaire qui enveloppe la trachée, offre une moins grande solidité que la précédente, c'est incontestable; mais, en prescrivant la morphine au malade, il est possible de calmer la toux qui ébranle les tissus fraîchement réunis, et, du reste, elle offre une résistance suffisante puisque, dans nos observations, cette suture a très bien tenu chez deux malades, malgré leurs vomissements. Elle laisse à la muqueuse toute son intégrité, elle est beaucoup plus facile à effectuer et, en dernier lieu, permet un affrontement très exact et sans chevauchement des bords de la plaie trachéale.

Pour ces divers motifs, le second mode de suture, qui ne s'exerce que sur l'enveloppe, est préférable au premier, qui serre les parois cartilagineuses de la trachée.

Comme la substance employée pour effectuer la suture doit être le catgut de préférence à la soie, qui amène très fréquemment de la suppuration, on pourrait craindre, semble-t-il, de le voir se résorber avant la cicatrisation totale de la plaie; les expériences de Mesnard sur la trachée de chiens démontrent que la lenteur de la résorption est assez considérable; dans un cas, il a vu le catgut à peu près intact seize jours exactement après l'opération. Une pareille crainte nous semble vaine.

Pour une telle opération, l'instrumentation est des plus simples; il suffit d'avoir, en effet :

1° Une pince à griffes;

2° Une aiguille de Reverdin courbe et fine, la même qui sert aux sutures intestinales, bien acérée et n'accrochant pas; avec la mobilité des plans trachéaux qui se dérobent, une aiguille qui accroche tant soit peu est tout à fait incommode;

3° Du catgut assez fin n° 0 ou n° 1.

Le miroir frontal de Clarke, à éclairage électrique, rend de réels services dans une telle opération; il est à près indispensable.

L'application de la suture ne doit pas offrir de bien grandes difficultés; le moment le plus délicat est l'application du premier point. La trachée est souvent assez profondément située; de plus, elle se meut en bas et en haut, à chaque mouvement respiratoire. Mais, une fois le premier point placé, il est facile de faire tirer à soi la trachée par un de ses aides, de façon à annihiler ses mouvements ou tout au moins à les limiter en la rendant plus superficielle; la suture est continuée sans la moindre gêne.

Nous avons encore un détail à étudier.

Faut-il faire une suture en surjet ou bien à points séparés?

La suture à points séparés nous parait réaliser les meilleures conditions. En effet, il peut très bien se faire qu'un point vienne à se rompre; comme il est indépendant de points voisins, la suture n'est pas pour cela compromise. Il n'en est pas de même dans la suture en surjet: si le fil cède sur une partie quelconque de son étendue, elle est complètement détruite.

La réunion des lèvres de la plaie trachéale une fois terminée, après que l'on s'est assuré par une vérification minutieuse qu'elle est aussi étanche que possible, que faut-il faire?

La reconstitution des parties molles peut-elle avoir lieu par la position aidée de la compression? La chose est impossible lorsqu'elles sont minces et la trachée superficielle, mais elle peut se produire lorsque la région cervicale offre une grande épaisseur de téguments et que la vitalité du sujet est incontestable; par ce moyen fort simple, on peut obtenir une réunion partielle tout au moins, si ce n'est totale.

Un résultat aussi désirable n'est pas toujours obtenu parce que la mobilité extrême des parties, les mouvements communiqués par l'ascension du larynx dans la déglutition, les contractions des muscles peauciers, sterno-mastoïdiens et péri-trachéaux, les mouvements de la tête, les changements d'attitude du malade, font échouer la plupart du temps cette simple coaptation.

Du reste, la cicatrisation ainsi obtenue peut être vicieuse et amener la formation de brides cicatricielles péri-trachéales enserrant le tube aérifère et déterminant une gêne sensible de la respiration. (Körte, *Archiv für klin. Chirurg.*, vol. XXIV, 1879.)

Mieux vaut remettre la région dans des conditions normales, la refaire en suturant successivement les diverses parties qui la composent. Au-devant de la plaie fermée hermétiquement, on réunit les tissus plan par plan, au catgut pour les aponévroses et les muscles, la peau au crin. La suture ainsi obtenue est saupoudrée d'iodoforme. On fait un pansement aseptique à la gaze, maintenu en place à l'aide d'une cravate ou bien de circulaires. Avec une pareille méthode, l'emphysème est quelquefois à redouter.

Certaines opérateurs, pour prévenir l'infection en même temps que l'emphysème, laissent un drain dans la plaie; ce drain est enlevé au bout de deux ou trois jours et son trajet granule ensuite avec une grande rapidité. Une pareille façon de faire offre une grande sécurité. D'autres se contentent d'introduire à la partie la plus déclive de l'incision une petite mèche de gaze stérilisée.

De pareilles précautions ne sont point indispensables. Il suffit de laisser la partie inférieure de la plaie cutanée non suturée sur une étendue de 2 centimètres environ; si de l'air vient à filtrer, il passe avec la plus grande facilité entre les lèvres de l'incision simplement rapprochées. L'emphysème, du reste, ne se produit que pendant les efforts de vomissement ou de toux, et toutes les fois qu'on l'a observé il a été très modéré; deviendrait-il menaçant, on n'aurait qu'à faire sauter rapidement quelques points de suture.

La partie de la plaie externe non suturée s'agglutine très rapidement, et, au bout de vingt-quatre heures, la coaptation de ses lèvres s'est effectuée tout comme si l'on avait placé des points de suture. A ce moment, l'emphysème n'est plus à redouter. (Moure, *Revue de laryngologie*, 14 juin 1902.)

La restauration des parties molles ainsi effectuée, méthodiquement et par étage, donne aux sutures profondes une solidité plus grande et en assure le succès. Dans la réunion couche par couche de tous les plans de la région, se réalise pour le mieux le retour de la fonction et de la forme primitives.

C'est le moyen d'obtenir une cicatrice à peine apparente au bout de quelques semaines, permettant aux tissus du cou de conserver leur mobilité normale, sans adhérence aucune avec les plans profonds et ne déterminant ni la moindre gêne ni la moindre douleur. Toutes choses que l'on n'obtient pas si la canule laissée en place séjourne quelques jours seulement dans la plaie trachéale.

CHAPITRE IV

OBSERVATIONS

Observation I.

(The medical Record, New-York, 25 août 1883.)

Le nommé J..., âgé de huit mois, fut apporté au Dr Aschapringer, le *6 juin 1883*, avec tous les symptômes d'un corps étranger de la trachée; l'enfant, suçant un quartier d'orange, avait été pris subitement de dyspnée qu'un vomitif administré presque aussitôt n'avait point fait diminuer. Après avoir essayé en vain d'obtenir l'expulsion du corps du délit, en mettant l'enfant la tête en bas, l'auteur pratiqua la trachéotomie. L'hémorragie fut peu considérable, et le corps étranger bientôt expulsé par l'ouverture trachéale, dans un effort de toux : c'était une graine d'orange. Vingt minutes plus tard, la respiration étant redevenue tranquille, *la trachée et la plaie furent cousues avec du fil, et la cicatrisation se fit par première intention*, sauf au niveau des deux extrémités par lesquelles passaient les fils, que l'on put enlever quelques jours après.

Observation II.

Cas du Dr Alexandroff.
(Parue dans le Chirourguitches Kaja Lietopis, 1891.)

M. Sch..., un ans et six mois. *12 août 1888.* Trachéotomie inférieure le cinquième jour après introduction d'une graine de melon. Extraction du corps étranger. Application sur la trachée de deux sutures en fil de soie fine. Suture de la plaie cutanée. Introduction d'un petit drain. Les sutures sont enlevées le septième jour.

Réunion par première intention.

OBSERVATION III.

Cas du Dr ALEXANDROFF.
(Parue dans le *Chirourguitches Kaja Lietopie*, 1891.)

M. B..., dix mois. *24 octobre 1888.* Trachéotomie inférieure vingt-quatre heures après introduction dans les voies aériennes d'une graine de tournesol. Extraction. Application sur la trachée d'une suture au catgut; la plaie extérieure est suturée à la soie. Enlèvement des sutures le cinquième jour.

Le sixième jour, la plaie cutanée s'ouvre à sa partie médiane. Elle se referme par bourgeonnement.

OBSERVATION IV.

Cas du Dr ALEXANDROFF.
(Idem.)

P. T..., deux ans et trois mois. *1er janvier 1892.* Trachéotomie pour graine de tournesol dans la trachée. Extraction. Une seule suture sur la trachée avec du fil de soie, la plaie extérieure est également suturée.

Les sutures sont enlevées le cinquième jour après l'opération. Réunion par première intention.

Pendant les premiers jours, léger emphysème dans le voisinage de la plaie. Température normale pendant tout le séjour à l'hôpital.

OBSERVATION V.

Cas du Dr ALEXANDROFF.
(Idem.)

A. S..., neuf mois. *31 octobre 1893.* Trachéotomie inférieure neuf jours après introduction d'une graine de tournesol. La plaie trachéale est suturée par deux fils de soie. Suture complète de la plaie cutanée.

Réunion par première intention cinq jours après l'opération.

OBSERVATION VI.

Due au Dr KRASSOBAEFF.
(Idem).

A. S..., un an et trois mois. *25 septembre 1891.* Trachéotomie infé-rieure trois jours après introduction d'une graine de tournesol. A l'ouverture de la trachée, le corps du délit est expulsé spontanément. On applique entre les anneaux deux sutures en fil de soie de façon que la muqueuse reste intacte. Deux sutures en soie à l'angle inférieur de la plaie cutanée.

Le 28 septembre, la plaie est sèche et propre, la partie non suturée s'est couverte de granulations; l'air n'a pénétré dans les tissus à aucun moment.

Le 1er octobre, les sutures sont enlevées. Réunion par première intention. Par conséquent, guérison complète six jours après la trachéotomie.

OBSERVATION VII.

Due au Dr KRASNOBAEFF.
(Parue dans le *Chirourguitches Kaja Lietopis*, 1894.)

S. K..., huit mois. *17 mai 1892.* Trachéotomie inférieure. Le corps du délit est le même que dans le cas précédent. Le corps étranger sort spontanément après l'ouverture de la trachée. On procède de la même façon que dans l'observation précédente, c'est-à-dire sans toucher la muqueuse. La plaie cutanée est suturée le lendemain.

Trois jours après l'opération l'enfant est rendu à ses parents.

Le 23, les sutures sont enlevées; on constate une réunion par première intention.

OBSERVATION VIII.

Due au Dr KRASNOBAEFF.
(Idem.)

M. S..., fillette âgée de treize mois. *15 août 1893.* Elle est apportée à l'hôpital quelques heures après avoir eu un accès de suffocation en avalant une graine de tournesol. Trachéotomie inférieure. Le cou était si court, la trachée si molle et si aplatie, qu'il fut très difficile de l'ouvrir. Asphyxie pendant l'opération. L'ouverture trachéale est rapidement faite sur une étendue de 1 centimètre. Les lèvres de l'incision sont légèrement irrégulières; le corps étranger est enlevé à l'aide de pinces recourbées. Application sur la trachée de trois sutures, deux entre les anneaux et une sur le périchondre. En raison de l'irrégularité de l'incision et malgré les sutures, l'air passe à l'expiration entre les lèvres de la trachée. Les fils de la suture trachéale ne sont pas coupés et, pour ce motif, la plaie des téguments est laissée ouverte. Après l'application des sutures, l'enfant respira par la bouche. La respiration étant devenue calme, l'air ne passa plus à travers la trachée. Il n'y eut pas d'emphysème sous-cutané. Le lendemain, les sutures trachéales furent coupées.

Six jours après, elles furent enlevées, et la réunion par la première intention obtenue.

OBSERVATION IX

MM. Octave PASTEAU et J. VANVERTS, internes des hôpitaux.

(Rapportée dans le *Bulletin de la Société d'anatomie de Paris*, 1896.)

Enfant de dix-huit mois est porté le *8 novembre* à l'hôpital, en proie à une gêne respiratoire intense. Face cyanosée, yeux anxieux, inspiration sifflante, tirage sus et sous-sternal. L'auscultation permet de constater un sifflement inspiratoire très net; de plus, l'expiration se termine par un bruit sec et bien frappé; il semble qu'un corps étranger ait pénétré dans la trachée-artère où il serait mobile et d'où il pourrait dans l'expiration venir brusquement obstruer la glotte. La trachéotomie est pratiquée et le corps étranger extrait avec assez de facilité; c'était, dans le cas, un gros pépin de citron. Quelle conduite à tenir au point de vue de la plaie trachéale? L'opération ayant été faite aseptiquement, *on essaya une suture complète.* Deux points de suture de fin catgut furent passés dans le périchondre de la trachée; deux autres profonds sur les parties sus-jacentes, et la peau fut elle-même réunie complètement avec des crins de Florence. Température, 37°1.

Le surlendemain, on note un peu d'emphysème au niveau de la plaie, le palper est douloureux. Température, 40°4. On enlève les deux plans de suture superficiels; on désunit les lèvres de la plaie jusqu'à la trachée. Il s'échappe quelques gouttes de liquide séro-purulent. *La réunion est parfaite au niveau des lèvres de la trachée.*

Le *11*, des phénomènes asphyxiques alarmants se produisent qui nécessitent la réouverture de la plaie trachéale et la mise en place de la canule.

Le *12*, l'auscultation permet de diagnostiquer une broncho-pneumonie.

Le *18*, tentative pour décanuler l'enfant définitivement; on ne peut y parvenir.

Le *20*, expulsion de matières puriformes; la canule est supprimée.

Le *24*, la cicatrisation est pleinement effectuée, et le malade sort guéri. La cavité de la trachée ne communique plus avec l'extérieur.

Les auteurs de l'observation ont remarqué que l'infection avait eu lieu par la partie profonde de la plaie.

Observation X.

(Communiquée par M. le Dr Cunéo, prosecteur à la Faculté, in thèse Messard.)

X..., à Necker, est opéré en *juillet 1897*, dans le service de M. Le Dentu, d'une cure radicale de hernie. Au milieu de l'opération, syncope chloroformique. On pratique la respiration artificielle.

Dans l'impossibilité absolue où l'on est de faire revenir à lui le malade, M. Cunéo pratique la trachéotomie et insuffle directement de l'air dans la canule. Après trois ou quatre inspirations, la respiration se rétablit. La canule est laissée en place et l'on continue l'opération.

Celle-ci achevée, M. Cunéo suture la trachée avec des points au catgut (points séparés).

Réunion partielle de la peau au crin. On place une petite mèche de gaze à l'angle inférieur de la plaie.

Suites normales.

Le quatrième jour, on enlève la mèche de gaze. Il ne s'échappe point d'air au niveau de la plaie.

La plaie se cicatrise assez rapidement, et quand, le vingtième jour, le malade sort de l'hôpital, il est complètement guéri, aussi bien de sa plaie trachéale que de sa hernie.

Observation XI.

Un grain de café dans la trachée. Extraction par la trachéotomie.
Suture immédiate. Guérison.

Par le Dr E. Vignard.
(Parue dans la *Gazette médicale de Nantes*, décembre 1900.)

Le samedi *9 septembre*, à six heures du soir, le jeune C. F..., âgé de deux ans et demi, jouait avec des grains de café sous les yeux de sa mère lorsqu'il fut pris tout à coup d'un accès de suffocation.

Au bout de quelques minutes le calme se rétablit, les parents se rassurent; mais, la nuit suivante, il y eut encore plusieurs accès, et, le lendemain matin, la mère inquiète consulte un médecin-pharmacien du voisinage. Elle lui fit part de ses craintes et émit la supposition que son enfant a avalé de travers un grain de café. Le pharmacien rejette cette idée, diagnostique une bronchite et prescrit un calmant quelconque.

Mais l'enfant va de mal en pis; les accès de suffocation deviennent de plus en plus fréquents, de plus en plus pénibles; ils se répètent, dit la mère, au moins vingt fois par jour.

Le Dr Bureau, consulté le vendredi, reconnait qu'il s'agit d'un corps étranger des voies aériennes, et, trouvant à l'auscultation un souffle bronchique très fort, pense que ce corps étranger occupe, ce jour-là du moins, l'une des grosses bronches. Violent accès de suffocation dans la nuit.

Le lendemain matin seulement, l'enfant est conduit à la crèche, où je le vois à huit heures et demie, en même temps que le D' Aubry, notre collègue, médecin de la crèche. L'enfant est calme, mais il existe une gène respiratoire caractérisée par un léger tirage sous-sternal et une coloration bleuâtre des lèvres.

L'auscultation ne révèle rien ni du côté de la trachée ni du côté des bronches. On ne retrouve plus le souffle bronchique constaté la veille par le D' Bureau. Pas le moindre bruit de grelottement. En somme, les signes fonctionnels et les signes physiques, au moment de notre examen, sont des plus vagues, mais les commémoratifs sont tellement nets, l'asphyxie a été si menaçante la nuit précédente, que notre hésitation n'a pas été de longue durée.

L'enfant est endormi et nous pratiquons, avec l'aide du D' Guilbaud, chef de clinique, la trachéotomie.

Quelques pinces à forcipressure arrêtent tout écoulement sanguin, la trachée est ouverte sur une étendue de 3 centimètres, et nous introduisons à deux ou trois reprises le dilatateur pour écarter les lèvres de la trachée et faciliter l'issue du corps étranger. Au bout de quelques minutes, l'enfant fait une expiration plus forte, et nous apercevons au fond de la plaie quelque chose de noir qui est extrait avec une pince. C'est un grain de café grillé. — *La plaie trachéale est recousue par un fin surjet au catgut.*

Suture des parties molles péri-trachéales par une série de points séparés. — Petite mèche dans l'angle inférieur de la plaie.

Les suites opératoires furent des plus simples.

L'enfant fut rendu à sa famille au bout de quelques jours.

Je l'ai revu il y a une semaine: il est en parfaite santé, et rien, sauf la petite cicatrice du cou, ne rappelle l'accident redoutable dont il a été victime, non plus que l'opération qu'il a subie. Il ne tousse plus et la respiration est normale.

OBSERVATION XII.

(Du D' V. TEXIER, chef du service laryngologique de l'Hôtel-Dieu de Nantes).

Trachéotomie pour corps étranger (noyau de prune.)
Suture immédiate. Guérison.

(Parue dans la *Revue hebdomadaire de laryngologie*, juillet 1902.)

Le *13 juin 1901*, Mlle Marie B..., âgée de six ans et demi, nous est adressée par notre ami le D' Diet, de Saint-Nazaire, pour un corps étranger des voies aériennes supérieures (noyau de prune dans ce cas)

L'enfant, d'une docilité parfaite, se laisse très facilement examiner au laryngoscope.

Nous constatons au miroir, dans la portion sous-glottique du larynx et à sa partie antérieure, un corps étranger d'aspect noirâtre; il est impossible d'en distinguer la forme et la nature. Il paraît immobile: nous examinons l'enfant à plusieurs reprises, et, même après un accès de suffocation provoquée par la déglutition d'un peu d'eau, le corps étranger est dans la même situation. Les cordes vocales sont normales et se rapprochent normalement l'une de l'autre.

Le diagnostic de corps étranger (noyau de prune d'après l'anamnèse) de la partie sous-glottique du larynx s'imposait.

Étant donné le jeune âge de l'enfant, nous n'avons pas pensé un seul instant à extraire ce noyau par la voie endolaryngée, et nous avons conseillé la trachéotomie, qui fut acceptée pour le lendemain matin.

Le lendemain matin, on nous dit que l'enfant eut deux accès de suffocation assez forts en se rendant à la maison de santé.

La nuit fut très agitée, l'enfant dormit peu, mais à aucun moment la suffocation ne présenta un caractère assez grave pour inquiéter l'entourage et nécessiter une trachéotomie d'urgence. Je retrouve l'enfant de nouveau calme et sans respiration haletante, la voix est toujours conservée. L'examen laryngoscopique ne donne plus l'image de la veille et je ne vois plus dans la région sous-glottique le corps étranger. Il a dû se mobiliser sous l'influence des suffocations et tomber dans la trachée.

Je pratiquai immédiatement la trachéotomie, avec l'aide de mon ami le Dr Vignard. Je la fis d'une façon lente et méthodique, sous le chloroforme et avec le miroir électrique de Clarke.

Le bistouri me conduisit couche par couche jusqu'au canal trachéal : l'hémostase étant parfaite, j'incisai les trois ou quatre premiers anneaux de la trachée, et, à l'aide de deux écarteurs mousses, les deux lèvres de la plaie furent écartées. Une inspiration plus forte entraîna le corps étranger au-dessous de l'incision et l'expiration suivante nous le ramena au niveau de la plaie, où il fut facilement saisi à l'aide d'une pince.

Nous fîmes une suture superficielle des lèvres de la trachée, sans perforation des parois, à l'aide d'un catgut fin, puis la réunion de la peau et du plan sous-jacent musculo-aponévrotique à l'aide de crins de Florence sur toute son étendue.

La plaie fut recouverte d'un peu de gaze iodoformée et d'un peu de coton hydrophile, que l'on fixa à l'aide de collodion riciné.

Les suites furent excellentes : la respiration s'effectua librement et les quintes de toux disparurent. Il n'y eut pas trace d'emphysème sous-cutané.

L'enfant quitta la clinique le troisième jour, et le neuvième jour
le pansement collodionné et les crins de Florence furent enlevés par le
Dr Diet, qui nous écrivit que la plaie était complétement fermée et sans
aucune trace inflammatoire.

OBSERVATION XIII.

Recueillie et rédigée par le Dr BRINDEL dans le service du Dr MOURE.

*Caillou dans la trachée d'un enfant de trois ans et demi ; trachéotomie,
extraction, suture immédiate de la trachée. Guérison.*

Mlle X..., âgée de trois ans et demi, est envoyée à la clinique de la
Faculté par le Dr Lafarelle pour corps étranger des voies aériennes
introduit depuis quinze jours. Accès de suffocation au moment de l'accident, puis tolérance jusqu'au jour de l'examen, sauf toux étouffée, bruit
de clapet très net et un peu de bronchite les derniers jours.

La radiographie ne donne rien. A la radioscopie, on aperçoit très
nettement le corps étranger dans la trachée, au moment de la toux
seulement. Il vient alors buter brusquement contre les cordes vocales et
descend ensuite lentement vers la partie inférieure du conduit aérien.
Le corps apparaît très opaque et l'on peut, en le regardant dans deux
sens différents, de face d'abord, de profil ensuite, en ayant soin de bien
faire avancer le cou en projetant le menton en haut, conclure qu'il a
une forme aplatie.

Chloroformisation le soir, à quatre heures et demie; après incision de
la trachée et écartement des deux lèvres, avant qu'on ait eu le temps de
le saisir (car il apparaît immédiatement), le caillou est expulsé brusquement dans un effort de toux.

Suture superficielle des lèvres de la trachée sans perforation des parois
et suture musculo-aponévrotique au catgut, suture de la peau. La peau
et le plan sous-jacent ne sont pas réunis sur une longueur de 1 centimètre vers l'angle inférieur de l'incision.

Dès le lendemain, tout est réuni par première intention. Aucun
incident : ni toux, ni vomissements, ni fièvre, ni emphysème.

Le troisième jour, la fillette est transportée chez elle, à Parempuyre.

Vers le huitième jour, elle fait un petit abcès superficiel sous-cutané
provoqué par le frottement de la cravate, sous laquelle elle passe le
doigt. La sonde cannelée met à découvert le foyer, et la guérison est
totale trois jours plus tard.

La fillette n'a jamais cessé de parler ni d'avaler. Elle n'a jamais
éprouvé la moindre douleur après l'opération.

Observation XIV (inédite).

Communiquée par M. le Dr Mocre.

*Corps étranger de la trachée. Noyau de prune. Suture immédiate.
Guérison.*

Au mois de juin de l'année *1901*, on me conduisit, à la clinique laryngologique de la Faculté, l'enfant X..., âgé de huit ans, qui me fut adressé par son médecin. Cet enfant, que l'on croyait être atteint simplement de bronchite, présentait pendant les efforts de toux le signe de clapet caractéristique des corps étrangers mobiles dans la trachée. Les parents, interrogés à ce sujet, dirent qu'il avait dû avaler quelques jours auparavant un noyau de prune, mais qu'on n'était pas bien certain qu'il fût encore dans les voies aériennes. L'auscultation de ce malade et l'application de l'oreille sur son conduit trachéal pendant les efforts de toux permettaient de sentir nettement le frottement de l'objet introduit. Aussi je proposai immédiatement la trachéotomie afin d'en pratiquer l'extraction. L'opération fut acceptée et faite le soir même, à la maison de santé.

A peine l'ouverture des voies aériennes fut-elle pratiquée et les bords de la trachée écartés l'un de l'autre que le noyau de prune fut rapidement expulsé après la première tentative d'extraction.

Conformément à ce que j'avais fait précédemment, je suturai immédiatement la trachée à l'aide de catguts placés à sa surface, de façon à simplement rapprocher ses bords; puis deux points au catgut furent mis dans le tissu musculaire, et la réunion de la peau fut faite presque complètement, en laissant cependant le point inférieur, dans le cas où il se produirait de l'emphysème.

Les suites opératoires furent des plus simples : l'enfant eut à peine quelques vomissements chloroformiques ; pas de toux ; il ne se produisit pas le moindre emphysème, et deux jours après les bords de la plaie étaient complétement réunis. Je le gardai encore deux ou trois jours à la maison de santé, puis je le renvoyai chez lui complétement débarrassé et guéri, sans qu'il se soit produit le moindre phénomène d'infection ni aucun symptôme alarmant.

DEUXIÈME PARTIE

CHAPITRE PREMIER

Indications à la trachéo-thyrotomie.
La trachéotomie doit précéder la thyrotomie et l'opération être faite en un seul temps.

Nous allons nous occuper ici de la suture immédiate effectuée après les opérations nécessitées par la présence dans le larynx ou la trachée d'une tumeur quelconque, soit bénigne, soit maligne.

A part quelques observations exceptionnelles de kystes sous-muqueux, d'enchondromes multiples (Laboulbène, *Gazette des hôp. de Paris*, 1878), d'ostéomes, ce sont presque toujours des fibromes ou des papillomes (polypes) qui constituent les tumeurs bénignes que l'on trouve dans la trachée; on rapproche ordinairement de cette dernière variété de tumeurs les diverses productions végétantes qui se développent après la trachéotomie, soit pendant le port de la canule, soit après la cicatrisation de la plaie. Ces végétations ne sont pas néoplasiques, M. Ranvier ayant démontré que leur structure est en tous points identique à celle des bourgeons charnus; mais leur présence peut déterminer des troubles respiratoires tels qu'ils nécessitent la réouverture de la plaie trachéale.

Les carcinomes constituent la variété la plus fréquente de tumeurs malignes, les sarcomes étant très rares; il n'en existe que quelques cas dans la science (Hartmann).

D'une façon générale, les tumeurs trachéales, de quelque nature qu'elles soient, à quelque variété qu'elles appartiennent, ne sont point fréquentes. Tandis que le larynx, par son rôle actif si divers, si varié, par sa situation anatomique plus exposée, par ses excès fonctionnels souvent inévitables, est sujet aux fatigues physiologiques aussi bien qu'aux lésions accidentelles; le rôle presque exclusivement passif de la trachée met cette dernière à l'abri des irritations qui sont regardées à juste titre comme causes occasionnelles des tumeurs des premières voies aériennes. Dans l'immense majorité des cas, ce sera pour une tumeur du larynx que le chirurgien aura à intervenir.

Krishaber a souvent pratiqué la trachéotomie préliminaire pour polypes du larynx dans les cas où ces tumeurs devaient être extirpées par les voies naturelles, parce qu'il redoutait que le galvanocautère employé pour cautériser le point d'implantation de la tumeur n'amenât du spasme de la glotte.

Actuellement, l'ablation a toujours lieu *per vias naturales* (dans les cas de polypes), le plus fréquemment sans trachéotomie préventive, à moins de contre-indications formelles qui tiennent aux facteurs suivants : 1° tumeur logée dans les ventricules de Morgagni ou dans l'espace sous-glottique, à point d'implantation difficilement accessible; 2° trop grande largeur de base; si elle n'est pas pédiculée, la tumeur ne peut être enlevée tout entière, d'où récidive précoce; nombre trop considérable; 4° tendance manifeste à la repullulation.

Dans les cas d'angiome, l'ablation par voie endolaryngée est rigoureusement contre-indiquée par suite de l'hémorragie qui se produit fatalement et ne peut être arrêtée. (Thèse Raoux, Lyon, 1900.)

Tumeurs malignes. — C'est à diverses époques de leur évolution que l'homme de l'art peut être appelé à pratiquer une intervention.

Au début de la maladie, à sa période d'état et enfin à sa période terminale. 1° A cette dernière phase, on se trouve en présence d'un malade plus ou moins cachectisé, en proie à l'infection cancéreuse ganglionnaire ; la tumeur s'étend jusqu'aux tissus voisins. On n'a d'autres ressources que de faire une trachéotomie palliative. Elle provoque la disparition de la dyspnée et donne souvent de longs mois de survie (Smiégelow, Société médicale de Copenhague, 1897).

2° A la période de début, le malade se présente sans souffrir beaucoup ; il se plaint d'un enrouement persistant et quelquefois de douleur légère à la déglutition. Le diagnostic peut être délicat. Dans un pareil cas, Ricardo Botey conseille (*Archives internationales de laryngologie*, 1896) la trachéo-thyrotomie préventive ; d'après lui, le malade ne peut que bénéficier d'une intervention aussi précoce. Plus couramment, on pose le diagnostic par l'examen histologique d'une parcelle enlevée à la tumeur.

Si l'on a la certitude d'être en présence d'une tumeur de mauvaise nature, il n'y a pas d'hésitation possible ; le malade devant retirer tout bénéfice d'une intervention rapide, il faut ouvrir le larynx, exciser largement les tissus malades et faire une cautérisation énergique au galvano ou au thermocautère de toute la région cruentée. Peut-être en agissant ainsi n'y aura-t-il pas de récidive.

3° A la période d'état, plusieurs facteurs doivent être envisagés pour décider une intervention, ou, au contraire, la rejeter, à savoir : la situation, l'étendue, la généralisation de la tumeur, l'infection ganglionnaire qui l'accompagne, enfin l'âge du malade et son état général.

La trachéo-thyrotomie doit être effectuée si le tissu périlaryngien n'est pas infiltré, si la tuméfaction ganglionnaire n'existe pas, ou bien si les infarctus sont petits, nettement circonscrits, et, en dernier lieu, si l'âge du malade n'est pas trop avancé.

Une fois l'opération décidée, doit-on faire une thyrotomie pure et simple, ou bien une trachéo-thyrotomie ? Sur une pareille question, tout le monde n'est pas d'accord; Ehrmann posa, dès 1850, dans son *Histoire des polypes du larynx*, le précepte suivant : que la trachéotomie doit nécessairement entrer dans le plan de l'opération et être toujours suivie de la laryngotomie; on retire un avantage immense de la présence de la canule dans la trachée pendant tout le temps de l'opération : « Elle préserve complètement ce canal de l'entrée de tout corps étranger, et pas une goutte de sang ne peut s'y introduire pendant l'incision du larynx. L'exploration de cet organe et l'extirpation du polype purent se faire sans la moindre difficulté, sans aucune appréhension d'accidents, avec le calme et le temps nécessaires à une si délicate opération. En un mot, je pus agir comme si j'avais eu affaire à un organe placé tout à fait eh dehors des voies respiratoires. Pratiquée ainsi en deux temps, cette laryngo-trachéotomie me parait avoir eu l'avantage de fournir au chirurgien l'occasion d'opérer *tuto et jucunde*. » (Ehrmann.)

Malgré cela, dans la science, les observations de thyrotomie seule sont aussi fréquentes que celles où la trachéotomie a précédé la thyrotomie. Beaucoup d'auteurs ont fait des thyrotomies pures et simples, qui n'ont pas eu à s'en repentir. Cependant, à l'époque actuelle, la majorité des opérateurs — Bryson-Delavan (*British med. Journal*, 1897), Ricardo Botey. Moure, sont du nombre — trachéotomisent systématiquement le patient avant de toucher à sa trachée.

L'ouverture de la trachée favorise les manœuvres dans le larynx et l'hémostase, elle constitue une sorte de soupape de sûreté : en effet, si le sang pénétrait dans l'arbre aérien, il déterminerait des phénomènes asphyxiques redoutables; des débris de cancer provoqueraient, à n'en pas douter, une pneumonie septique.

D'aucuns ont préconisé la position de Rose (de Zurich), mais elle est loin d'offrir des garanties aussi sérieuses (des parcelles de tumeur pouvant être aspirées), et l'anesthésie n'est pas aussi facilement ni aussi régulièrement conduite que par l'orifice de la canule.

Primitivement, on introduisit la canule de Trendelenburg, dont on gonflait le tampon qui, pressant excentriquement sur les parois de la trachée, séparait le larynx et isolait ainsi le champ opératoire; mais il était bien rare qu'elle remplît exactement le rôle assigné, une certaine quantité de sang passait tout de même. La canule-éponge de Hahn fournit de meilleurs résultats.

Une canule ordinaire est tout à fait suffisante à condition de tamponner tout autour, soit avec des éponges (Krœnlein), soit avec de la gaze stérilisée.

A quel moment faut-il exécuter la trachéotomie préliminaire? Jusqu'à ces dernières années, on mettait un intervalle de plusieurs jours entre les deux opérations dans le but d'arriver à une certaine accoutumance de l'appareil respiratoire à sa nouvelle façon de fonctionner, de faire perdre au malade moins de sang à la fois, et enfin de lui faire subir un shock opératoire moindre. Une pareille méthode fournit d'excellents résultats entre les mains de Downie, de Schuchardt, de Gerster, de Mule.

Le Dr Moure, en 1891, dans une communication au Congrès français de chirurgie, s'éleva contre un pareil procédé et conseilla de pratiquer les deux opérations en une seule séance. En effet, en isolant ces deux opérations, on constitue deux traumatismes séparément considérables, alors que leur combinaison n'ajoute pas beaucoup à l'importance de l'un d'eux; l'idée d'épargner au malade un shock opératoire trop considérable produit par une trachéotomie et une thyrotomie concomitantes est une pure illusion; de plus, en agissant ainsi, on ne s'exposera pas à voir la simple ouverture de la trachée suivie d'une réaction inflammatoire (nécrose des cartilages, accidents bronchiques ou pulmonaires), telle que, la thyrotomie ne pouvant être faite dans un délai assez rapproché, la tumeur aura pris un développement si considérable que toute intervention sera devenue inutile.

La trachéo-thyrotomie doit être faite en un seul temps.

Anesthésie et Manuel opératoire

Anesthésie. — Le malade doit évidemment être anesthésié, mais s'il est porteur d'une grosse tumeur laryngée ou si c'est un alcoolique, la phase d'excitation du début pourrait être dangereuse ; si le chloroforme l'angoisse, il serait certainement préférable de se servir de la méthode de Schleich (thèse Rondet, Lyon, 1900). Elle consiste à faire une injection sous-cutanée de chlorhydrate de cocaïne sur le trajet de la ligne d'incision, ou bien une pulvérisation de chlorure d'éthyle ; une fois la trachée ouverte, l'anesthésie est obtenue par la canule ; la phase d'excitation est, par ce fait, supprimée (expériences de Claude Bernard, de Paul Bert).

Le chloroforme doit avoir la préférence ; s'il s'agit d'une tumeur dont le point d'implantation sera cautérisé au thermo ou au galvanocautère, une telle manœuvre serait dangereuse, si l'on était entouré de vapeurs d'éther (Raoux).

Manuel opératoire. — L'incision cutanée doit se faire exactement sur la ligne médiane ; elle va de l'os hyoïde (bord inférieur) jusqu'à la fourchette sternale. L'opération doit être faite avec lenteur. De nombreux vaisseaux sillonnent la partie antérieure du cou et suivent un trajet sensiblement parallèle à la ligne de section. A noter un tronc veineux très important, n'existant pas toujours, mais auquel il faut songer ; il est superficiel, situé dans l'épaisseur du *fascia superficialis* et généralement décrit sous le nom de *veine jugulaire antérieure*.

Sa position peut être variable, mais elle est souvent tout à fait voisine de la ligne médiane. Il y a, en outre, des anastomoses importantes entre les deux veines jugulaires externes.

Étant donnée la direction des vaisseaux, toute veine lésée doit être sectionnée entre deux ligatures; si l'on se contentait de poser une ligature simple, elle serait latérale, c'est-à-dire parallèle à l'axe du vaisseau, de ce fait peu solide et, partant, dangereuse à cause de l'hémorragie secondaire grave provoquée par la chute plus ou moins prématurée du fil.

C'est un point sur lequel nous ne saurions trop insister.

Il est capital, pour éviter des complications dues aux hémorragies post-opératoires, d'obtenir *une hémostase parfaite et absolue* avant de sectionner la trachée, surtout si l'opérateur a dû sacrifier l'isthme du corps thyroïde, organe éminemment vasculaire; on ne saurait trop l'encourager à jeter des ligatures sur tous les vaisseaux petits ou gros qu'il a pincés.

Débarrasser l'arrière-bouche des mucosités qu'elle peut contenir.

Ouverture de la trachée mise à nu. Ponction de la membrane crico-thyroïdienne; à ce niveau, anse anastomotique formée par un rameau de l'artère laryngée moyenne ou crico-thyroïdienne de chaque côté, d'où hémorragie assez vive.

Le cartilage cricoïde est respecté, sa section présente l'inconvénient de changer la charpente du larynx et de produire de telles déformations qu'un fonctionnement normal est désormais impossible.

Par l'ouverture pratiquée dans la membrane crico-thyroïdienne, on introduit quelques lanières de gaze stérilisée, on les tasse au-dessus de la canule pour empêcher toute pénétration de sang dans la trachée.

Le thyroïde est sectionné sur la ligne médiane avec un bistouri ou mieux avec des cisailles recourbées afin de ménager l'insertion antérieure des cordes vocales. Un excellent point de repère est fourni par l'encoche située au point de réunion des deux lames du cartilage à leur partie supérieure. (Brindel, thèse, Bordeaux.)

La section faite, on écarte avec la plus grande douceur chaque valve cartilagineuse de peur de les fracturer ou de déterminer une luxation de l'articulation crico-aryténoïdienne.

Avant d'employer soit le bistouri, la curette ou le thermocautère, il est prudent (Semon, Congrès de médecine de Paris, 1900) d'appliquer sur la muqueuse laryngée une solution de chlorhydrate de cocaïne à 1/10 pour empêcher l'excitabilité réflexe, la toux provoquée par les instruments, et faire une hémostase légère. Chiari (*Wiener Clinic*, 1896), craignant la toxicité de la cocaïne, l'a remplacée par l'eucaïne, qui lui a fourni d'excellents résultats. Nous possédons actuellement l'adrénaline qui, par son pouvoir vaso-constricteur énorme, assure une hémostase appréciable et une anesthésie absolue. Elle est employée en solution à 1 p. 1000.

La tumeur est enlevée largement, ses limites sont dépassées autant que faire se peut, son point d'implantation soigneusement curetté et cautérisé. Il arrive fréquemment que pendant ces manœuvres on ouvre un vaisseau rampant à la face interne du cartilage : comme il est impossible de le pincer, le thermocautère au rouge sombre parvient à arrêter tout écoulement sanguin.

N'abandonner le larynx que lorsque l'hémostase sera complète.

CHAPITRE III

Traitement de la plaie laryngée et trachéale.
Tamponnement. — Coaptation. — Suture immédiate.

Une fois l'intervention laryngée terminée, le chirurgien doit, dans la mesure du possible, réparer les désordres qu'il a faits. La façon d'agir a varié suivant les époques et les opérateurs.

Primitivement, on procéda au tamponnement de la plaie laryngée en laissant à demeure la canule dans la trachée pour assurer la respiration. On se servit pour cela d'éponges ou d'ouate que l'on tassait fortement au-dessus de la canule (Trendelenburg, 1873). Les éponges furent abandonnées, leur compression sur la muqueuse provoquait la formation d'eschares et déterminait des rétrécissements fort préjudiciables (Langenbuch, *Berlin. klin. Wochens.*, octobre 1888). Cet auteur préparait à l'avance des tampons d'ouate iodoformée, de diverses grosseurs, noués avec un fil de soie dont on entourait le cou du patient une fois le tampon mis en place; pour l'introduire, il se servait de pinces courbes et le choisissait assez volumineux pour qu'il fallût un vigoureux effort afin de le mettre en place. De cette façon il réussissait à empêcher l'infection des voies aériennes et la chute de particules alimentaires solides ou liquides dans les bronches.

Bergmann (Congrès allemand de chirurgie, 1892) se montre adversaire d'une pareille méthode; le tamponnement du conduit aérien à la gaze iodoformée a une action nuisible sur la muqueuse, qui s'altère et se nécrose: il amène le décolle-

ment du périchondre et compromet fortement la vitalité des
cartilages.

On arriva par la suite à fermer la plaie laryngienne par
simple coaptation des lames du thyroïde, en suturant au-devant
les plans superficiels ; quelquefois même on sutura le thyroïde
lui-même, soit au catgut, soit aux fils d'argent (Brindel, thèse,
Bordeaux, 1895). Depuis, une pareille suture est devenue la
règle ; elle présente, en effet, un progrès sérieux ; la simple
coaptation ne permettait pas une réunion bien exacte, et il
arrivait que les deux moitiés du cartilage sectionné n'occu-
paient plus une position tout à fait symétrique. L'insertion
antérieure des cordes vocales ne coïncidant plus, elles n'étaient
plus sur un même plan et la phonation ne se produisait que
d'une façon fort imparfaite. En outre, si le tissu fibreux cica-
triciel possédait une trop grande épaisseur, il déterminait un
écartement tel des deux cordes vocales que l'aphonie était à
peu près absolue.

On laissait, néanmoins, la canule en place pour soustraire
pendant quelques jours les surfaces dénudées au passage
alternatif de l'air dont l'action irritante ne pouvait qu'être
préjudiciable à une prompte cicatrisation. Quelques opérateurs la laissaient même pendant un temps assez long, jusqu'à
trois et cinq mois, pour mettre le larynx dans un repos absolu
très favorable à la consolidation de l'organe et pour surveiller
la tumeur ; si une récidive venait à se produire, la plaie trachéale étant toujours béante, le malade bénéficiait du premier
temps d'une seconde intervention si elle devenait indispensable.

Plus tard, de nouvelles modifications sont apportées ; une
idée prédomine : c'est que la canule doit être enlevée le plus
rapidement possible.

Semon, la canule immédiatement retirée, saupoudre les
tissus d'iodoforme et suture seulement le cartilage thyroïde,
soit au catgut, soit au fil d'argent ; les parties molles sont simplement rapprochées. Actuellement, il a changé sa manière
de faire : la peau seule est suturée et un petit drain laissé à la

partie inférieure de l'incision. Smiégelow (Congrès de médecine de Paris, 1900) ne réunit même pas le tissu cutané, la peau est tout simplement recouverte de gaze iodoformée et d'ouate, que l'on change plusieurs fois dans les premiers jours. Il met au-dessus quelques tours de bande. Le malade doit être couché avec la tête aussi horizontale que possible. Après cinq ou six jours, la plaie se ferme assez pour permettre au malade de se lever. Pour cet auteur, la canule doit être immédiatement enlevée, surtout quand on est sûr d'une hémostase complète. Avec une pareille méthode, il lui arrive fréquemment de voir ses opérés porteurs de fistules internes déversant du pus dans le larynx, et, malgré la position déclive que l'on donne à la tête, les mucosités trachéales et ce qu'elles contiennent de microbes peuvent se déverser, à travers la perforation de la paroi, dans le tissu cellulaire du cou, si prompt à s'enflammer et à former des fusées purulentes.

Certains opérateurs, sans pratiquer un tamponnement très serré, comme on le faisait il y a une vingtaine d'années, laissent dans le larynx, au-dessus de la canule, quelques mèches de gaze ou des compresses aseptiques destinées à arrêter une hémorragie secondaire peu probable et à éviter l'infection de la plaie. Les études de MM. Jacques et Grosjean (*Revue hebdomadaire de laryngologie*, juillet 1902) démontrent que toutes les causes d'irritation de la muqueuse des voies aériennes (objets de pansement, canules) peuvent déterminer de redoutables complications. L'excitation des nerfs laryngés supérieurs provoque parfois des phénomènes de sidération nerveuse (Charcot). De pareilles irritations agissant par leur continuité réalisent le phénomène de sommation nerveuse de Pflüger, consistant en une décharge nerveuse considérable frappant les organes de la vie de relation et de la vie organique et déterminant la mort subite immédiate (thèse de Chazalon, Lyon, 1890). L'irritation constante des terminaisons nerveuses du laryngé supérieur est transmise au bulbe et réfléchie de là sur les centres vaso-moteurs généraux, situés au niveau du quatrième ventricule, entre les stries acoustiques et le calamus.

On peut admettre (Jacques et Grosjean) l'inhibition directe du centre vaso-moteur général, dont dépendent les vaso-constricteurs du poumon, ou bien faire intervenir dans l'abolition du tonus vasculaire pulmonaire les anastomoses nombreuses entre le grand sympathique vaso-constricteur du poumon (François Franck, 1896) et le pneumo-gastrique conducteur par ses fibres centripètes, laryngé supérieur, de l'influx nerveux parti du larynx.

Il résulte de ce fait que des corps étrangers (compresse, canule) déterminent une vaso-dilatation paralytique des vaisseaux du poumon prédisposant à l'œdème suraigu, aux congestions rapidement mortelles, et que les influences atmosphériques, d'ordinaire insignifiantes, température un peu froide, respiration d'air frais, suffisent à occasionner.

M. le Dr Moure préconisait et faisait déjà depuis longtemps la réunion immédiate, complète, du thyroïde et d'une portion de l'incision trachéale; mais toujours, à l'exemple de la grande majorité de ses collègues, il laissait dans la trachée une canule destinée à assurer la libre respiration du malade pendant les premiers jours qui suivaient l'opération. Le hasard lui fit modifier ce dernier point de sa technique. Un de ses malades, opéré d'épithélioma d'une corde vocale, vit sa canule glisser hors du conduit aérien et se fixer dans les tissus prétrachéaux; il ne survint pas la moindre crise de suffocation et la respiration par le larynx s'effectua normalement. L'examen laryngoscopique pratiqué peu après montra qu'il existait une légère infiltration œdémateuse avec immobilisation incomplète de la corde vocale du côté opéré. La canule est enlevée. Les suites opératoires furent bonnes, pas de trachéite ni d'accès fébrile; le malade fut complètement guéri au bout du dixième jour.

A partir de ce moment, M. le Dr Moure résolut de supprimer définitivement la canule une fois l'opération terminée et de faire *la suture immédiate des lèvres de la plaie trachéale, suture ne portant que sur la membrane cellulaire du tube aérifère.* Les parties molles sont rapprochées par deux étages de sutures, l'un aponévrotique et musculaire, l'autre cutané.

On trouvera à la fin de notre travail quatre observations d'opérations où une pareille technique a été suivie ; elles ont toutes donné un résultat des plus avantageux et des plus encourageants.

Il paraît très logique de croire que, lorsqu'un côté du larynx est gratté ou cautérisé, le côté opposé, n'ayant subi aucune intervention, doit suffire dans une large mesure à assurer la respiration, l'œdème inflammatoire se limitant au côté opéré. Dans un cas, néanmoins, il se produisit une particularité digne de remarque (elle est notée à la fin de l'observation), cette théorie s'est trouvée en défaut : la corde vocale indemne se plaça, par synergie fonctionnelle sans doute, en position médiane, tout comme la partie traumatisée ; il survint de ce fait une gêne respiratoire notable.

Toutefois, en admettant, ce qui est fort improbable, que la sténose laryngée consécutive à l'opération devienne suffisante pour entraîner l'asphyxie, il est bien facile de faire sauter un ou deux points de suture de la peau et de la trachée pour placer dans l'intérieur de ce conduit une canule dont l'introduction est d'autant plus simple qu'à ce moment il n'y a plus d'écoulement sanguin. D'un autre côté, l'ouverture du conduit aérien et des tissus prétrachéaux est suffisamment large pour qu'on puisse manœuvrer à son aise. Comme l'asphyxie ne se produit jamais soudainement, car la sténose laryngée se fait graduellement, on a le temps de parer à cette éventualité. Au besoin, un aide intelligent laissé auprès du malade suffira pour assurer la parfaite sécurité de l'opérateur et de l'opéré (Moure).

Dès que l'examen laryngoscopique montre l'infiltration diminuée et les aryténoïdes redevenus mobiles, on peut être complètement rassuré : les phénomènes de sténose disparaissent pour toujours. On pourrait craindre aussi que l'eschare formée sur le point cautérisé ne déterminât au moment de sa chute une hémorragie plus ou moins considérable ; l'expérience démontre qu'il n'en est rien : ramollie par les sécrétions bronchiques et trachéales, elle est expulsée par menus fragments ou déglutie par le malade.

La suture immédiate portant sur la membrane cellulaire de la trachée n'offre aucun danger; nous avons suffisamment insisté dans la première partie de notre travail sur les avantages qu'elle présente pour ne pas avoir à y revenir ici. Retenons seulement que la cicatrisation est plus hâtive, la restitution à la forme et à la fonction primitives plus rapide, que les complications dues au port de la canule et les accidents d'ordre réflexe ou d'origine septique, ayant pour point de départ la plaie de la trachée ou des téguments, sont radicalement supprimés. En somme, les bénéfices que tout chirurgien amené à pratiquer une intervention sur les voies aériennes dans les cas que nous avons cités peut et doit retirer de la suture immédiate systématiquement effectuée sont considérables.

Il est bon toutefois de faire observer qu'il n'est pas exceptionnel de voir, à quelques jours de l'opération, alors que l'on croyait le malade parfaitement guéri, se produire une réinfection de la région thyroïdienne, infection se faisant sans doute par la muqueuse du larynx incomplètement soudée. Cette inflammation secondaire provoque une périchondrite partielle du cartilage thyroïde, quelquefois même un point de nécrose qui laisse persister pendant plusieurs semaines ou même plusieurs mois un trajet fistuleux que l'on soigne par des moyens appropriés. Ce trajet peut même ne se cicatriser qu'après l'expulsion d'un petit séquestre provenant certainement d'une fêlure du cartilage (Moure); très friable chez les malades un peu âgés, il est facile de le fracturer ou de le fêler en écartant ses deux lames pendant l'intervention. Ce petit incident post-opératoire ne présente aucune gravité, il retarde simplement la guérison définitive du malade.

L'immobilité et le silence favorisent singulièrement la guérison. Une toux trop vive pourrait compromettre la solidité des sutures, la morphine est indiquée pour la calmer. Le spray à l'eucalyptus peut rendre les plus grands services; il a été installé plusieurs fois par M. Guinard, à Lariboisière (thèse Mesnard), auprès de blessés de la trachée ou du larynx placés ainsi dans une atmosphère humide et antiseptique; les vapeurs d'eucalyptus ont, à n'en pas douter, sur la muqueuse bron-chique une action anesthésique et cicatrisante.

Il faut avoir, en outre, la précaution de faire lever les malades le plus rapidement possible après trois ou quatre jours de repos au lit.

CHAPITRE IV

OBSERVATIONS

OBSERVATION XV.

Par le Dr MOURE

(Parue dans la *Revue hebdomadaire de laryngologie* du 8 février 1902.)

Épithélioma de la corde vocale droite. Trachéo-thyrotomie.
Suture immédiate. Guérison.

Le *20 juillet 1900*, j'eus l'occasion de voir un malade, âgé de cinquante-six ans, atteint d'un épithélioma de la corde vocale inférieure droite (diagnostic histologique), auquel je proposai la trachéo-thyrotomie pour le débarrasser de sa tumeur.

L'opération acceptée fut pratiquée le *1er août 1901*, sans faire usage du Trendelenburg.

Une fois la trachéotomie faite et la respiration assurée par une canule ordinaire, j'incisai d'abord verticalement et sur sa partie médiane la membrane crico-thyroïdienne. J'introduisis ensuite par cette ouverture, dans l'intérieur du conduit trachéal, c'est-à-dire au-dessus de ma canule, une lanière de gaze stérilisée imprégnée d'une solution de cocaïne au 1/10, destinée à former tampon et à empêcher le sang de pénétrer plus avant dans les voies aériennes. Ceci fait, je coupai le thyroïde sur la ligne médiane avec les cisailles que j'ai fait construire pour cet usage; puis, les deux lames de ce cartilage ayant été écartées comme d'habitude, j'enlevai la tumeur à l'aide du bistouri et des ciseaux. L'opération ayant été terminée par un curettage sérieux de la région atteinte, je cautérisai profondément au thermocautère le point d'implantation du néoplasme dont je dépassai la limite. Puis l'hémo.

stase étant parfaite, *je refermai mon conduit laryngo-trachéal tout entier, de haut en bas*, assurant la coaptation parfaite des lèvres du thyroïde à l'aide de deux catguts, et celle des anneaux de la trachée à l'aide de deux catguts plus fins placés à leur surface. L'affrontement de l'arbre aérien étant ainsi fait, je réunis également au catgut le plan musculaire sus-jacent, et au crin les lèvres de mon incision cutanée; toutefois, comme je le fais pour les cas de corps étranger des voies aériennes, je laissai à la partie inférieure une petite boutonnière cutanée correspondant à une partie de l'incision trachéale.

Les choses se passèrent ici d'une façon très simple; ma plaie s'agglutina rapidement, et, sauf un peu d'infection secondaire au niveau de la partie inférieure, dans laquelle avait été placée la canule pendant l'opération, il ne se produisit aucune sorte d'incident inflammatoire; pas la moindre trachéite consécutive, à tel point que le soir et le lendemain de l'opération le thermomètre ne dépassait pas 37°5.

Au point de vue laryngien, voici ce que j'observai : vingt-quatre heures après l'opération, le malade se sentit un peu gêné pour respirer, et, bien qu'il n'eût ni cornage ni tirage, il était facile de s'assurer, à l'examen laryngoscopique, que non seulement la corde vocale du côté opéré était immobilisée sur la ligne médiane, que l'aryténoïde et le repli ary-épiglottique de ce côté étaient fortement infiltrés, mais aussi que la corde opposée, sur laquelle je comptais pour assurer la respiration, était, comme sa congénère, immobilisée sur la ligne médiane. C'est à peine si cet aryténoïde subissait de très légères oscillations et s'écartait légèrement pendant l'inspiration forte. De plus, la bande ventriculaire du côté cautérisé était rouge, tuméfiée et surtout recouverte d'une eschare blanchâtre qui contribuait à rétrécir l'orifice glottique. Un moment je craignis d'être obligé de replacer le tube canulaire pour assurer la respiration parfaite du malade; néanmoins, je me bornai à laisser un aide intelligent auprès de lui et à prescrire une potion au benzoate de soude.

Dès la seconde nuit qui suivit l'opération, le malade expulsa dans un effort de toux un exsudat pseudo-membraneux inflammatoire, et très rapidement la respiration devint plus facile.

A partir de ce moment un mieux sensible se fit sentir, et j'eus la satisfaction de voir l'œdème inflammatoire du repli ary-épiglottique diminuer; de plus, la corde vocale gauche commençait à reprendre ses fonctions. Il n'y avait plus rien à craindre au point de vue respiratoire.

Les suites furent normales, et douze jours après le malade quittait la maison de santé en parfait état.

OBSERVATION XVI (inédite).

(Communiquée par M. le Dr MOURE.)

Épithélioma limité à la corde vocale droite. Trachéo-thyrotomie.
Suture immédiate complète. Guérison.

Vers le mois d'*avril 1902*, je fus appelé en consultation à Marseille par mon confrère et ami le Dr Molinié, dans le but d'examiner et, au besoin, d'opérer un malade porteur d'un épithélioma limité à la corde vocale inférieure droite.

Le diagnostic objectif et histologique avait été fait par mon confrère, qui me pria de venir examiner le malade.

Il s'agissait d'un homme bien portant par ailleurs, âgé de cinquante-sept ans. A l'examen de son larynx, le doute n'était pas permis : le malade présentait les signes classiques; tumeur rosée, légèrement mamelonnée, occupant toute la corde vocale droite; vers la partie antérieure, se trouvait une encoche due au coup de pince donné par mon confrère pour enlever un morceau du néoplasme dont il avait fait pratiquer l'examen histologique. Il n'existait aucune sorte d'infiltration périphérique; la mobilité des aryténoïdes était parfaite; le seul symptôme pour lequel le malade était venu réclamer des soins était l'enrouement persistant depuis déjà plusieurs mois. Je proposai donc la trachéo-thyrotomie, qui fut acceptée immédiatement et pratiquée le lendemain matin, avec le concours de mon confrère et du médecin du malade.

Suivant mon habitude, je pratiquai mon incision cutanée verticale, partant de l'os hyoïde pour aller jusqu'à la fourchette sternale. La partie antérieure des voies aériennes fut successivement mise à nu, et, ceci fait, je plaçai une canule ordinaire dans la trachée. Ce premier temps étant accompli, le malade fut endormi à nouveau par l'orifice canulaire, et, suivant mon habitude, je pratiquai l'incision de la membrane crico-thyroïdienne, faisant pénétrer à travers cette ouverture une lanière de gaze stérilisée légèrement cocaïnée, qui était destinée à empêcher la pénétration du sang dans les voies profondes. Je sectionnai ensuite le thyroïde avec la pince coupante; le cartilage en partie ossifié et le larynx étant ainsi ouvert, grâce à l'écartement des valves, je pratiquai à nouveau la cocaïnisation de la muqueuse laryngée, puis j'extirpai la tumeur avec le bistouri, les ciseaux courbes et la curette pour bien assurer l'ablation totale du néoplasme. Ceci fait, je cautérisai le point d'implantation au thermocautère non seulement pour m'assurer que je dépassais la limite du mal, mais aussi pour faire l'hémostase complète de la partie cruentée. Puis je réunis les lames du cartilage thyroïde à l'aide de deux points de suture placés l'un en haut, l'autre au-dessous, en coaptant autant que possible mes fragments un peu dilacérés.

Deux points de suture au catgut furent également placés sur la membrane crico-thyroïdienne, puis j'enlevai la canule, et, lorsque le rythme respiratoire se fut rétabli par la bouche, je suturai ma trachée à l'aide de points séparés placés dans le tissu péri-trachéal antérieur. J'employai à cet effet du catgut extrèmement fin. Ce premier temps étant accompli, je suturai les muscles au catgut, ne laissant qu'un petit orifice tout à fait inférieur en face de l'ouverture canulaire. Je fis de même la réunion de la peau avec du crin, laissant encore une petite fenêtre inférieure. Un pansement stérilisé fut adapté et le malade replacé dans son lit.

Je dois ajouter cependant que, pendant l'opération, après l'ouverture du cartilage thyroïde, le malade eut un état syncopal assez alarmant qui nous obligea à pratiquer la respiration artificielle, fait qui n'est pas très rare dans les interventions de ce genre, où la chloroformisation est particulièrement délicate et doit être poussée avec beaucoup de ménagements.

Les suites opératoires furent des plus simples; la réunion complète se fit par première intention. Le malade n'eut aucune élévation thermique, pas le moindre emphysème. En résumé, aucune espèce d'accident, au point que quinze jours plus tard il sortait, allait même se promener en automobile dont il était un fervent adepte.

Peu de temps après, mon confrère le Dr Molinié me donna de ses nouvelles et voulut bien me fournir les renseignements qui précèdent sur les suites de l'opération.

OBSERVATION XVII.

(Personnelle, recueillie dans le service du Dr MOURE.)

Épithélioma de la corde vocale gauche. Trachéo-thyrotomie.
Suture immédiate. Guérison.

F. M..., tonnelier, âgé de cinquante ans, se présente le 28 avril 1902 à la consultation de M. le Dr Moure. Il se plaint d'un enrouement considérable qui a débuté, dit-il, il y a quatre mois. Le malade est d'un tempérament sanguin, ni albuminurie ni diabète; ses antécédents personnels n'offrent rien de spécial, sauf quelques légères attaques de rhumatisme à intervalles plus ou moins éloignés. Son père a succombé à une angine de poitrine, sa mère à une affection cardiaque.

L'enrouement est extrême, la voix n'est perçue qu'avec une certaine difficulté; le malade n'a pas de douleurs spontanées, pas d'hémorragie, son cou n'offre pas la moindre tuméfaction ganglionnaire. L'examen laryngoscopique démontre l'existence sur la corde vocale inférieure gauche, et limitée à cette corde, d'une tumeur assez volumineuse, d'aspect granuleux et de coloration grisâtre. La corde vocale opposée est rouge, éraillée par frottement de la corde malade. M. le Dr Moure pose le diagnostic de tumeur maligne. Un fragment est enlevé et l'examen histologique, pratiqué par le Dr Brindel, aide de clinique, donne comme résultat: épithélioma pavimenteux lobulé. Une intervention ayant été résolue, l'opération fut pratiquée le *22 mai*. En voici les détails:

Section des tissus sur la ligne médiane depuis l'os hyoïde jusqu'à 1 centimètre au-dessus du sternum, sur une étendue de 12 centimètres environ. L'hémostase est soigneusement effectuée, une grosse veine traversant le champ opératoire est sectionnée entre deux ligatures. Ligature des petits vaisseaux. Trachéotomie et mise en place de la canule. Incision de la membrane crico-thyroïdienne. Introduction par cette ouverture d'une lanière de gaze stérilisée imprégnée d'une solution de cocaïne à 1/10, destinée à former tampon par-dessus la canule et à éviter ainsi la pénétration du sang dans les voies aériennes.

Le thyroïde est sectionné et les lames doucement écartées pour éviter toute rupture. Une solution de cocaïne à 1/10 et d'adrénaline à 1/1,000 est promenée sur la muqueuse laryngée, et on s'assure que la mèche de gaze introduite au-dessus de la canule obture bien la lumière cricoïdienne.

A noter une particularité: à ce moment, le type respiratoire de l'opéré change; jusque-là nettement diaphragmatique, le diaphragme paraît ne plus bouger et le type respiratoire devient costal supérieur.

La tumeur et la corde vocale gauche sont enlevées au bistouri.

Curettage de la région et cautérisation énergique au thermocautère.

L'hémostase est parfaite.

L'arbre aérien tout entier est suturé de haut en bas, les lèvres du cartilage thyroïde sont affrontées exactement à l'aide de deux catguts; il en est de même des lèvres de la plaie trachéale. On a toutefois la précaution de ne prendre, à ce niveau, dans la suture que le tissu fibro-élastique qui entoure la trachée; on évite soigneusement de pénétrer dans les anneaux cartilagineux. On a ainsi constitué un premier plan de sutures; un deuxième plan comprend les muscles et aponévroses de la région prétrachéale. Enfin et en dernier lieu, la peau est suturée sur toute la longueur de l'incision, sauf à la partie inférieure où une petite boutonnière est laissée dans le but d'éviter l'emphysème. Pansement aseptique.

Suites opératoires. — *23 mai.* — Quelques légers efforts de toux, vomissements. Température, 36°8. État très satisfaisant, le malade a passé une excellente nuit. La respiration s'effectue d'une façon normale, pas la moindre gêne. Pas de réaction fébrile. A noter toutefois un léger emphysème sous-cutané se traduisant par un peu de crépitation gazeuse et s'étendant le long du cou jusqu'à l'angle de la mâchoire inférieure et sur la partie antérieure du thorax jusqu'à 10 centimètres environ de chaque côté de la ligne médiane.

24 mai. — Le malade se déclare très bien, pas de douleurs spontanées, respiration très facile. Le malade parle en chuchotant, légères douleurs pendant les mouvements de déglutition. L'emphysème a beaucoup diminué.

26 mai. — État satisfaisant. Respiration normale, douleurs très modérées lorsque le malade veut avaler sa salive. L'emphysème du cou a totalement disparu; il persiste encore, mais à un très léger degré, à la partie supérieure du thorax.

Le pansement est défait. On constate que la plaie est parfaitement cicatrisée sur les trois quarts de son étendue; le petit pertuis laissé à la partie inférieure, en regard de la plaie trachéale, laisse échapper une petite quantité de pus et de sérosité jaunâtre, répandant une très mauvaise odeur. Les catguts s'étant résorbés sur la trachée, il existe une toute petite communication entre les voies respiratoires et l'extérieur, se manifestant par le passage d'un peu d'air à travers le petit orifice, qui est entouré d'une zone rougeâtre, érythémateuse, mais indolore.

Le malade expectore quelques crachats jaunâtres, muco-purulents; fétidité de l'haleine.

Nouveau pansement. Pas de fièvre.

27 mai. — Pas de douleurs, la déglutition est pénible; la respiration s'effectue avec la plus grande facilité.

L'examen laryngoscopique permet de constater qu'il existe un léger œdème des bandes ventriculaires à droite et à gauche, surtout marqué à gauche (côté opéré). L'emphysème a totalement disparu. Persistance de la zone érythémateuse. L'air passe toujours par la plaie cutanée; un peu de pus. Périchondrite très probable d'un anneau cartilagineux de la trachée.

Quelques crachats muco-purulents.

Pansement humide.

28 mai. — Rien de particulier à signaler. Œdème des replis ary-épiglottiques et des aryténoïdes, surtout marqué à gauche. Eschare noirâtre à gauche; à droite, une formation grisâtre.

La plaie cutanée se ferme.

30 mai. — Formation d'un bourgeon charnu au niveau de la plaie. Attouchements au nitrate d'argent. L'air ne passe plus.

3 juin. — Tuméfaction de la bande ventriculaire antérieure et sous-glottique des deux côtés, surtout marquée à droite.

La plaie est presque guérie.

5 juin. — Guérison complète.

OBSERVATION XVIII.

(Extraite de la communication à la Société de chirurgie, mars 1902,
de M. le Dr SEBILEAU.)

Trachéotomie pour papillomes. Suture immédiate. Guérison.

Malade porteur de papillomes de la trachée. Ces papillomes, que l'examen laryngoscopique permettait d'étudier dans tous leurs détails de forme, de volume, de couleur et de topographie réciproque, formaient au-dessous de la région cricoïdienne, au droit des deux premiers anneaux de la trachée, deux masses importantes, de teinte rosée, l'une sur le flanc droit, l'autre sur le flanc gauche de l'organe. Quelques végétations intermédiaires, plus petites et plus blanches, complétaient, en réunissant l'une à l'autre, sur l'arc postérieur de la trachée, les deux formations principales, une demi-collerette végétante.

Le malade souffrait d'une dyspnée permanente avec accès; jamais cependant il n'avait présenté de véritable crise de suffocation. Le tirage et le cornage étaient légers, mais constants et soumis, évidemment, à des exacerbations parallèles à celles de la dyspnée.

Je décidai de pratiquer l'ablation de la tumeur par la voie trachéale, et voici comment l'opération fut conduite.

Le malade ayant été soumis à l'anesthésie chloroformique fut placé sur un plan incliné dans la position de Trendelenburg. Le but que je poursuivais en assurant la déclivité de la région cervicale était d'éviter la pénétration du sang dans la trachée; on verra que cela réussit pleinement.

Je découvris la trachée. Mais, avant de l'ouvrir, je plaçai sur elle, l'un à droite, l'autre à gauche, deux fils de soie qui, traversant sa paroi, passaient en anse sous le second des anneaux. Il me devint ainsi facile, grâce à la traction que je fis exercer par mon assistant sur les deux fils, d'extraire pour ainsi dire la trachée de son profond lit cervical et de la suspendre superficiellement à la surface du champ opératoire. J'y pratiquai alors sur le milieu de la face antérieure, aussi facilement et avec

autant de sécurité que s'il s'était agi de la peau, une longue incision ;
puis, la région sous-cricoïdienne de la muqueuse ayant été badigeonnée
avec une solution de chlorhydrate de cocaïne à 1/10, je détachai avec
une curette tranchante de Wolkmann, raclant durement la paroi, les
deux masses latérales de papillomes et la végétation intermédiaire. Et
cela fut très simple et très aisé, car la trachée, attirée au dehors,
bâillait superficiellement, les fils écartant les lèvres de la fente, et
offrait ses profondeurs.

Il y eut une perte de sang peu abondante, qui s'égoutta dans le
cavum ; un tamponnement de quelques instants et un attouchement des
surfaces exulcérées avec la pointe du galvanocautère desséchèrent complètement le siège cruenté du néoplasme.

Aucune des manœuvres exécutées dans la trachée ne provoqua de
toux réflexe, et du commencement à la fin de l'opération se poursuivit
le rythme respiratoire ralenti de l'anesthésie chloroformique bien conduite ; au reste, pas une goutte de sang ne tomba dans le segment sous-
opératoire de la trachée.

Aussi, n'hésitai-je pas, après avoir assuré l'étanchement définitif de
la région défrichée, à *pratiquer par une suture à points séparés
l'affrontement total des deux lèvres trachéales.* Puis, ayant enlevé
les deux fils suspenseurs, je suturai l'isthme thyroïdien, le plan musculaire et enfin la peau ; par prudence, je plaçai un drain dans l'angle
inférieur de la plaie tégumentaire. Cela, du reste, fut inutile.

On nettoya le cavum pour qu'il ne restât pas au malade à avaler
le peu de sang qui s'y était amassé.

Les suites opératoires furent d'une simplicité remarquable. Il n'y
eut pas la moindre quinte de toux, pas la moindre dyspnée. Le malade
n'expectora ni sang ni mucosité ; il eut la bonne fortune de n'avoir
ni nausées ni vomissements chloroformiques.

La réunion par première intention s'opéra en quelques jours, le drain
ayant été extrait vers la vingt-quatrième heure, *sans emphysème* et sans
suppuration.

Vers le dixième jour, sans aucune élévation thermique, quelques
gouttes de sérosité citrine soulevèrent la croûte qui s'était formée sur
l'orifice de sortie du drain. On les évacua, et cela ne troubla pas la
cicatrisation.

Cette petite opération fut facile et propre ; sa technique, très élémen-
taire, mérite, je crois, d'être retenue. Elle se résume en ces trois points :
placer le malade en position de Trendelenburg ; soulever la trachée
et, après incision de ses parois, la maintenir soulevée avec deux fils
suspenseurs qui en écartent les deux lèvres : *pratiquer la suture totale
de cette trachée.*

Observation XIX.

(Personnelle. Recueillie dans le service du Dr Moure.)

*Épithélioma de la corde vocale gauche. Extirpation par trachéo-
thyrotomie. Suture immédiate. Guérison.*

Eugène X..., employé de commerce, âgé de soixante-quatre ans,
se présente le 15 septembre à la consultation du Dr Moure pour enrouement persistant. Les antécédents héréditaires et personnels n'offrent
rien à signaler; dans sa famille il n'a jamais existé la moindre tare de
l'organe vocal.

Il y a trois ans et sans cause appréciable, le malade, qui fumait
beaucoup, fut pris d'un enrouement considérable, soigné comme une
simple laryngite. Les médications restent inefficaces. L'enrouement
persista sans exacerbations comme aussi sans diminutions pendant
deux ans et demi à peu près.

Au mois d'avril 1902, son état s'aggrave subitement, la voix devient
complètement rauque et de jour en jour le malade parle avec plus de
difficulté.

L'examen laryngoscopique fait par le Dr Brindel démontre sur la corde
vocale gauche l'existence d'une tumeur de coloration rosée, d'aspect
mamelonné et bourgeonnant, ayant envahi les deux tiers antérieurs de
la corde vocale. La mobilité des aryténoïdes est conservée, quoique
légèrement diminuée.

Pas de phénomènes douloureux spontanés ni provoqués, pas d'empâ-
tement ganglionnaire ni d'irradiations douloureuses du côté de l'oreille
correspondante. Le malade n'a jamais craché de sang ni de matières
purulentes.

On se rend compte, lorsqu'on enlève une parcelle de la tumeur pour
en faire l'examen histologique, qu'elle est extrêmement friable; la prépa-
ration microscopique permet de poser le diagnostic d'épithélioma
pavimenteux.

L'opération est décidée et pratiquée le *5 novembre 1902* par le
Dr Moure.

Anesthésie au chloroforme. Incision des tissus depuis l'os hyoïde
jusqu'au sternum, sur une ligne exactement médiane. La trachée est
mise à nu; l'hémostase la plus parfaite est opérée et des ligatures jetées
sur tous les vaisseaux qu'il a été nécessaire de pincer. Trachéotomie,
introduction d'une canule ordinaire. Ponction de la membrane crico-

thyroïdienne, qui fournit une hémorragie assez vive. Tamponnement au-dessus de la canule avec de la gaze stérilisée. Section du cartilage thyroïde, les deux valves en sont écartées; à ce moment, il se produit des phénomènes asphyxiques alarmants. Anesthésie de la muqueuse laryngée. Le néoplasme et la corde vocale gauche sont enlevés au bistouri. Curettage énergique de la partie malade. Cautérisation au thermo. Le ventricule de Morgagni fournit une hémorragie en nappe assez difficilement arrêtée. La plaie est hémostasiée d'une façon parfaite et des points de suture placés sur le thyroïde, la membrane crico-thyroïdienne et sur toute l'étendue de la plaie trachéale.

Les muscles et aponévroses sont suturés au catgut, la peau au crin de Florence; un petit pertuis est laissé à la partie inférieure pour parer à l'emphysème dans le cas où il viendrait à se produire. Pansement aseptique.

Suites opératoires. — *6 novembre.* — Malgré des vomissements chloroformiques dans le courant de la nuit, il ne se produisit pas le moindre emphysème. Expectoration sanglante et abondante. Pas la moindre gêne respiratoire.

A l'examen laryngoscopique, on s'assure que l'œdème inflammatoire s'est limité au côté opéré, la bande ventriculaire gauche est fortement tuméfiée et l'aryténoïde immobile. La respiration s'effectue très bien. Température normale, 36°8.

8 novembre. — Le pansement est renouvelé. La suture a parfaitement réussi; ni inflammation ni emphysème.

13 novembre. — La plaie est complètement réunie, sauf à la partie inférieure, qui n'avait pas été suturée; il se développe à ce niveau un petit bourgeon charnu, qui est cautérisé au nitrate d'argent.

17 novembre. — Réunion complète de la plaie sur toute son étendue. État excellent. Pas le moindre accès de suffocation. La voix est beaucoup moins rauque qu'avant l'opération. Quelques crachats muco-purulents.

Les aryténoïdes ont repris à peu près leur mobilité; il n'existe plus qu'une tuméfaction très légère. Une petite eschare persiste encore sur la partie cautérisée La corde vocale droite a un aspect normal.

22 novembre. — Examen laryngoscopique (Dr Brindel). L'aryténoïde gauche est un peu moins mobile que le droit; la bande ventriculaire gauche présente à sa partie antérieure une légère boursouflure qui cache l'emplacement qu'occupait la corde vocale.

La corde vocale droite faisant compensation dépasse la ligne médiane. Dans l'espace sous-glottique on aperçoit une couenne inflammatoire, d'un blanc jaunâtre, occupant la face postérieure de la membrane crico-thyroïdienne.

La suture de la trachée est parfaite; les deux lèvres sont très légèrement boursouflées, déterminant ainsi dans leur intervalle la formation d'une petite encoche.

La cicatrisation de la plaie cutanée est totale.

Le malade est complètement guéri.

CONCLUSIONS

Après les interventions opératoires nécessitées par la présence dans les voies aériennes de corps étrangers ou de tumeurs dont l'ablation par les voies naturelles est impossible,

1º Il n'est pas indispensable de laisser une canule à demeure, comme le font la majorité des opérateurs. Une pareille pratique est souvent dangereuse.

2º La suture immédiate du conduit laryngo-trachéal et de la plaie cutanée présente de sérieux avantages.

3º Cette suture doit respecter les parois cartilagineuses et la muqueuse, pour ne porter que sur la membrane d'enveloppe de la trachée.

4º Elle doit être faite au catgut fin et à points séparés.

5º Dans le cas où la trachéo-thyrotomie pour tumeurs aura été effectuée, il sera prudent de ne pas fermer la plaie cutanée sur toute son étendue ; on laissera un petit pertuis à la partie inférieure de l'incision, dans le but de remédier à l'emphysème sous-cutané, au cas où il viendrait à se produire.

Chez l'enfant, les contre-indications sont tout à fait exceptionnelles, nous les avons indiquées ; il n'en existe pas chez l'adulte.

INDEX BIBLIOGRAPHIQUE

ASCHAPRINGEC. — *The Medical Record*, New-York, 1883.

BALZER. — Société anatomique de Paris, 1878.

BERGMANN. — Congrès allemand de chirurgie, 1892.

BOTEY (RICARDO). — *Annales des maladies de l'oreille*, 1890.

BRICHETEAU. — Société anatomique de Paris, 1850.

BRINDEL. — *De la thyrotomie*. Thèse de Bordeaux, 1895-1896.

BRYSON DELAVAN. — *British medical Journal*, 1897.

CHAZALON. — Thèse de Lyon, 1896.

CHIARI. — *Wiener Clinic*, 1896.

COLLINET. — *Revue hebdomadaire de laryngologie*, mai 1902.

DEBROU. — *Gazette des hôpitaux*, Paris, 1861.

FAGUET. — *Revue internationale de médecine et de chirurgie*, 1898.

GARNIER. — *Bulletin de la Société anatomique de Paris*, 1850.

GOLDING BIRD. — *Semaine médicale*, 1887.

GROSJEAN. — Voir JACQUES et GROSJEAN.

GUYON. — Article *Larynx*, in *Dictionnaire encyclopédique des sciences médicales*.

HARTMANN. — *In* SIMON DUPLAY et RECLUS, article *Trachée*.

HEISTER (LAURENT). — *Institutiones chirurgicæ*. Amsterdam, 1750.

HŒCKEL. — Thèse de Strasbourg, 1867.

JACQUES et GROSJEAN. — *Revue hebdomadaire de laryngologie*, 1902.

JOBERT DE LAMBALLE. — *Union médicale*, 1851.

KŒNIG. — Société de médecine berlinoise, 1896.

KÖRTE. — *Archiv für klinische Chirurgie*, 1870.

KRASSOBAEFF. — *Chirourguitches Kaja Lietopis*, Moscou, 1894.

LABBÉ. — Congrès français de chirurgie, Paris, 1888.

LABOULBÈNE. — *Gazette des hôpitaux*, Paris, 1878.

LAGENBUCH. — *Berlin. klin. Wochens.*, 1888.

LEJARS. — *Traité de chirurgie d'urgence*.

MAC CORMACK. — *Cyclopedia of the diseases of children*.

MANGOLDT. — *Revue de chirurgie*, 1899.

MARCACCI. — *Schmilds Jahrbücher*, 1870.

MARTHA. — *Revue de laryngologie*, Paris, 1892.

MESNARD. — Thèse de doctorat, Paris, 1900-1901.

MESSARD. — Société anatomique de Paris, décembre 1900.

MICHAEL. — *Annales des maladies de l'oreille et du larynx*, 1890.

MORESTIN. — *Gazette des hôpitaux*, Paris, février 1900.

MOURE. — *De la thyrotomie dans le cancer du larynx.* Communication au Congrès de chirurgie de Paris, 1891.

MOURE. — *Revue hebdomadaire de laryngologie*, Bordeaux, février 1902.

MOURE. — Communication au Congrès français de chirurgie, 1901.

OUDARD. — *Indications à la trachéotomie.* Thèse de Bordeaux, mai 1896.

OWEN. — *Traité pratique de chirurgie infantile.* Trad. LAURENT.

PASTEAU et VANVERTS. — Société anatomique de Paris, 1896.

PETEL. — *Complications de la trachéotomie.* Thèse de Paris, 1879.

POULET. — *Des corps étrangers en chirurgie.*

RAOUX. — *Contribution à l'étude de la thyrotomie.* Thèse de Lyon, 1900-1901.

RONDET. — Thèse de Lyon, 1899-1900.

SANNÉ. — *Traité de la diphtérie*, 1867.

SCHIMMELBUSCH. — *Archiv fur klin. Chirurgie*, 1874.

SEBILEAU. — *Annales des maladies de l'oreille*, avril 1902.

SEMON. — Congrès de médecine, Paris, 1900.

SIMON (JULES). — *Cliniques*, 1891.

SMIEGELOW. — Congrès de médecine, Paris, 1900.

SMIEGELOW. — Société de médecine de Copenhague, 1897.

STOERK. — *Wiener. med. Wochenschrift*, 1887.

TERRIER. — Société anatomique de Paris, 1886.

TEXIER. — *Revue hebdomadaire de laryngologie*, Bordeaux, juillet 1902.

VANVERTS. — Voir PASTEAU et VANVERTS.

VIGNARD. — *Gazette médicale de Nantes*, décembre 1901.

VITAL. — *Gazette médicale*, 1838.

WOKOSZOFF. — *Centralblatt fur Chirurgie*, 1874.

Bordeaux. — Imp. G. GOUNOUILHOU, rue Guiraude, 11.